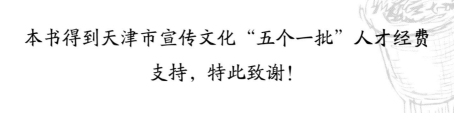

本书得到天津市宣传文化"五个一批"人才经费支持，特此致谢！

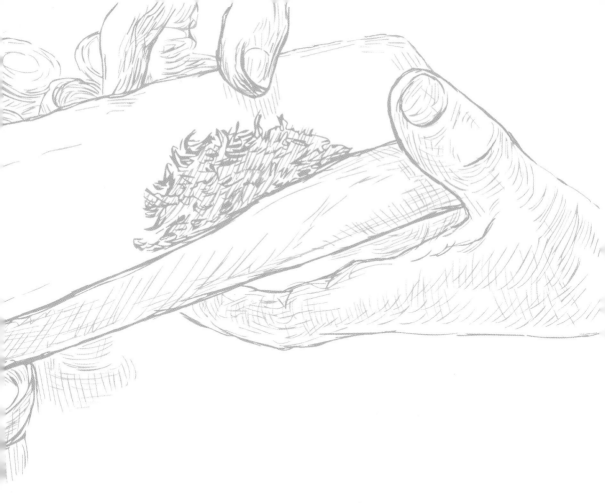

# 当代中国老年
# 健康伦理研究

刘玮玮　著

中国社会科学出版社

## 图书在版编目（CIP）数据

当代中国老年健康伦理研究/刘玮玮著.—北京：中国社会科学出版社，2021.9

ISBN 978 - 7 - 5203 - 9024 - 8

Ⅰ.①当… Ⅱ.①刘… Ⅲ.①老年人—健康状况—伦理学—研究—中国 Ⅳ.①R161.7

中国版本图书馆 CIP 数据核字（2021）第 176177 号

| | | |
|---|---|---|
| 出 版 人 | 赵剑英 |
| 责任编辑 | 朱华彬 |
| 责任校对 | 张爱华 |
| 责任印制 | 张雪娇 |

| | | |
|---|---|---|
| 出 版 | 中国社会科学出版社 |
| 社 址 | 北京鼓楼西大街甲 158 号 |
| 邮 编 | 100720 |
| 网 址 | http://www.csspw.cn |
| 发 行 部 | 010 - 84083685 |
| 门 市 部 | 010 - 84029450 |
| 经 销 | 新华书店及其他书店 |

| | | |
|---|---|---|
| 印 刷 | 北京明恒达印务有限公司 |
| 装 订 | 廊坊市广阳区广增装订厂 |
| 版 次 | 2021 年 9 月第 1 版 |
| 印 次 | 2021 年 9 月第 1 次印刷 |

| | | |
|---|---|---|
| 开 本 | 710×1000 1/16 |
| 印 张 | 15 |
| 插 页 | 2 |
| 字 数 | 205 千字 |
| 定 价 | 98.00 元 |

# 自　序

　　生老病死是每个人都逃不掉的宿命。面对衰老、疾病和死亡，人们难免心生恐惧和担忧，唐代诗人刘禹锡由此感慨"人谁不顾老，老去有谁怜"。如何克服和减轻这种恐惧感及焦虑感，让老年人保持身心健康从而安享幸福的晚年，这是社会各界普遍关注的热点问题之一。作为一个面临"未富先老"和"未备先老"双重挑战的国家，我国尤为重视老年人的健康问题，因为老年人的健康状况不仅直接影响老年人自身的幸福感及其家庭利益，而且影响整个社会的发展。因此，党的十八大以来，习近平总书记多次对我国老龄事业发展作出高瞻远瞩的重要指示，规划部署国家老龄事业发展和养老体系建设。在 2016 年全国卫生与健康大会上，习近平总书记强调要重视重点人群健康，为老年人提供连续的健康管理服务和医疗服务。2017 年，党的十九大报告进一步提出："积极应对人口老龄化，构建养老、孝老、敬老政策体系和社会环境，推进医养结合，加快老龄事业和产业发展。"

　　健康反映了人们在生理、心理和社会适应三个方面全部良好的状态，它涉及生物、心理和社会因素。老年健康不仅是医学等自然科学关注的议题，同时也是伦理学等人文社会科学关注的议题。作为一名伦理学理论工作者，笔者选择老年健康伦理话题作为研究对象，不仅基于当今我国正处于老年型社会这一现状使然，同时也与笔者个人的经历以及专业密切相关。就个人的经历而言，我的父母相继在花甲之年和古稀之年因病去世，双亲病故让我深深地感受到了"树欲静而风不止，子欲养而亲不待"的无奈和痛楚。回忆起当年父母久卧病榻忍受病痛的折磨而自己却无能为力的情形，这种切肤之痛时至今日依然不减丝毫。父母的相继离世让我很想为老年人做点什么。虽然我不是一名医术高超的白衣天使，无力医治老年人身体上的病痛，但是作为一名理论工作者，我依然能以一种特别的方式为增进老年人的健康作出贡献。从我的专业而言，伦理学向来与现实生活紧密相连，高度关注现实是这一学科的理论特色，尤其是在人民对美好生活的需要日益增长的新时代，伦理学工作者更应该肩负起积极参与重大现实问题研究的使命和责任。研究社会发展中出现的重大现实问题和道德问题，提出切实可行的对策主张，从而更好地服务于人民群众对美好生活的需要。而老年人健康伦理研究无疑是诸多重大问题的核心议题之一。

本书正是立足于当今我国正处于老年型社会这一时代背景和现实国情而展开研究的，研究对象为我国自 2000 年进入老年型社会以来这一期间所出现的各种老年健康伦理问题。本书首先对老年健康的内涵与外延予以明确界定。根据老年健康的定义，通过搜集和分析我国自进入老年型社会以来这一期间权威机构所公布的相关数据资料，笔者认为，虽然近年来我国老年人口的生理健康现状、心理健康现状及社会健康现状都大为改善，但是依然存在一些问题。为了进一步改进我国老年人口的健康状况，需要从伦理学的视角对老年健康予以研究，这是由老年健康的"善"的本质、跨学科研究趋势及其战略地位所决定的。笔者认为，当前我国老年健康领域中存在着较为突出的伦理问题，主要有：医疗卫生资源分配正义的失衡、老年患者的过度医疗、家长主义对老年患者的干预、失能老人长期照料中的公正缺位，以及老年人社会适应中的边缘化。这五大问题的存在，对老年人及其家庭乃至整个社会都造成了不良影响，而其产生是社会经济、制度、文化、心理等多种因素长期综合作用的结果。为了解决这些老年健康伦理问题，我国应在遵循惠及老年群体的正义安排、有利老人、尊重老人和关怀老人这四大道德原则基础之上，针对其产生的原因，分别从社会经济、制度、文化、心理等层面采取相应的改进措施。

作为一项应用伦理学研究，本书具有较强的问题意识，采用多维度研究视角。前者主要体现在本书紧密关注我国老年人在健康领域中所面临的现实问题，在剖析我国老年健康伦理主要问题成因的基础之上，提出其所应遵循的道德原则和所应采取的具体措施。后者主要体现在本书基于老年健康涉及生物、心理和社会等因素，因而运用多学科交叉研究法，分别从社会经济、制度、文化、心理这四大视角揭示老年健康伦理问题产生的原因，并在这四个层面提出相应的具体解决措施。

老年健康伦理是健康伦理学的重要组成部分。作为一门新兴伦理学分支学科以及生命伦理学的更高发展阶段，健康伦理学研究在我国学术界尚处于起步阶段。其基础理论建设尚为薄弱，遑论老年健康伦理研究，因此，老年健康伦理在我国是一个有待开拓的新研究领域。在当前我国处于老年型社会以及实施健康中国战略的时代背景下，我由衷地希望我所作的这项研究在理论层面上能促进我国健康伦理的基础理论建设；在实践层面上能为我国老年人健康状况的进一步改进提供价值引导，同时为我国政府制定与老年人健康相关的政策提供理论依据。我希望这部著作成为我从事老年健康伦理研究的一个阶段性成果，我将继续沿着这条道路探索下去，在以后的研究中能够站在更高的理论水平上去研究老年健康伦理，助力我国老年健康事业的发展。

是为序。

# 目　　录

# 第 一 章

# 导　言

## 第一节　研究背景与研究意义

### 一　研究背景

当代中国是一个老年型社会，人口老龄化是中国面临的重要挑战。人口老龄化是指一个国家或地区在一个时期内老年人口在总人口中的相对比例不断上升的现象和过程。[①] 国际社会通常认为，当一个国家或地区 65 岁及以上老年人口数量占总人口比例超过 7% 时或者 60 岁及以上老年人口占总人口比例超过 10% 时，这个国家或地区就进入了老年型社会。按照这一标准，我国早在 2000 年就已步入老年型社会，并且老龄化趋势在不断加剧。我国国民经济与社会发展统计公报数据显示，2000 年，我国 60 岁及以上老年人口总数为 1.3 亿，65 岁及以上老年人口总数为 0.88 亿，这二者分别占总人口比重的 10.33% 和 6.96%；2010 年，我国 60 岁及以上老年人口数为 1.776 亿，65 岁及以上老年人数是 1.188 亿，这二者分别占总人口比重的 13.26% 与 8.87%；2015 年，我国 60 岁及以上老年人口数跃至 2.22 亿，65 岁及以上老年人数则达 1.44 亿，这二者

---

[①] 张恺悌、郭平主编：《中国人口老龄化与老年人状况蓝皮书》，中国社会出版社 2010 年版，第 1 页。

分别占总人口比重的 16.1% 和 10.5%；[①] 2019 年，我国 60 岁及以上老年人口数已经高达 2.5388 亿，65 岁及以上老年人数达到 1.7603 亿，这二者分别占总人口比重的 18.1% 和 12.6%。[②] 这些数据表明当前我国人口老龄化越来越严重。造成我国快速人口老龄化的原因是多方面的，但其最主要原因可归纳为两点：一是我国在 20 世纪 80 年代为了控制人口过快增长以及减轻人口对经济社会发展造成的压力所实施独生子女的计划生育政策，推行该政策后我国生育率明显下降。我国第五次人口普查时就已经发现生育率低于正常更替水平的问题，第六次人口普查得到的生育率数据继续下降，总和生育率已经低至 1.18。[③] 二是随着我国生活水平和医疗水平的提高，人口平均寿命由新中国成立前的 35 岁增加至 2019 年的 77.3 岁，老年人的寿命普遍延长。这两方面因素使得年轻人口在总人口数的比重不断下降，而老年人口在总人口数的比重不断上升。虽然人口老龄化是我国社会经济发展的必然结果，但与欧美那些步入老年型社会的发达国家不同的是，我国是在"未富先老"和"未备先老"的情况下步入老年型社会，我国的老龄问题与经济的双重转型交织在一起，与工业化、城市化和信息化叠加，所面临的挑战和风险更具严峻性、复杂性和紧迫性，而老年人口的健康问题就是其中一大挑战。

改革开放以来，虽然随着我国经济的发展和医疗水平的提高，老年人口寿命得以显著延长，但是我国老年人口的健康状况和寿命质量却并不乐观。2018 年发布的《中国城乡老年人生活状况调查

---

① 赵强社：《农村养老：困境分析、模式选择与策略构想》，《中国公共政策评论》2016 年第 2 期。

② 国家统计局：《中华人民共和国 2019 年国民经济和社会发展统计公报》，http：//www. stats. gov. cn/tjsj/zxfb/202002/t20200228_1728913. html，2020 年 6 月 30 日。

③ 周立群、周晓波：《中国生育率下降的制度经济学分析——来自养老社会化的解释》，《西南民族大学学报》2016 年第 11 期。

报告》显示，当前我国只有约三成的老年人健康状况较好，很多老年人患有慢性病和处于失能状态。[①] 老年人的健康状况不仅直接事关其自身利益及家庭幸福，而且对于我国经济社会的可持续发展具有重要影响。如果老年人健康状况不佳，那么老年人的家庭以及整个社会都将为之负担沉重的医疗费用和照料费用；反之，如果老年人身心健康，那么他们不但不会成为家庭和社会的负担，反过来还能继续为家庭和社会发展做出贡献。因此，老年人的健康问题成为我国社会发展中备受关注且急需解决的民生问题之一。

健康不仅是一个实践问题，也是一个理论问题。为了更好地实现和促进人类的健康，需要科学来探索和揭示健康的影响机制和发展规律。现代科学研究表明，人类健康是一个极其复杂的生命现象，它不仅受制于生理因素，还受制于社会因素和心理因素。健康不仅意味着身体健康，它还意味着心理健康和社会健康。老年健康亦不例外。为了全面揭示老年健康的影响机制和发展规律，老年人的健康问题除了要从医学和生命科学等自然科学领域进行研究，还应该从社会学和伦理学等人文社会科学领域进行研究。无论是老年健康自身所具有的"善"的本质，还是老年健康对人的高度关注以及对价值引导的需求，抑或老年健康在我国社会发展中战略性地位的获得和实现，这一切都决定和要求伦理学介入到老年健康领域，通过理论研究为我国老年健康实践活动的发展提供价值引导，这也是伦理学在新时代所肩负的重要使命之一。本书正是基于这样的现实背景和理论背景，对我国自进入老年型社会以来这一期间所出现的老年健康伦理问题展开全面、系统的研究。

---

① 胡宏伟、袁水苹、郑翩翩：《中国城乡老年人健康及医疗卫生状况分析》，载党俊武《中国城乡老年人生活状况调查报告（2018）》，社会科学文献出版社 2018 年版，第 109—110 页。

## 二  研究意义

作为一部对当代中国老年健康伦理问题予以系统研究的著作，本书的理论意义和现实意义主要表现为以下两点：

第一，有助于促进新时代我国健康伦理学的理论建设。健康伦理学是一门以人类健康与自然、社会、心理等因素之道德关系为研究对象、以揭示健康道德的本质及其发展规律为目的的新兴伦理学分支学科。[①] 作为生命伦理学的更高发展阶段，健康伦理学承担着指导人类健康实践活动的重要使命。我国学术界对健康伦理的研究始于 20 世纪 80 年代末。1987 年，我国学者陈元伦首次提出了"健康道德"的概念，但他并未明确界定健康道德的定义。[②] 1988 年，上海市民食用被污染的毛蚶而导致甲肝流行数月，由于这一公共卫生事件的突发，人们开始关注卫生事业和社会经济环境之间的关系。1990 年，我国学者石大璞、李恩昌、王宗浩给健康道德下了明确的定义，王东营、高万祥以"健康道德"为基础进一步提出了"健康伦理学"的概念，[③] 健康伦理学自此进入我国学术界。经过近三十年的发展，虽然我国健康伦理学尤其是公共健康伦理研究取得了一定成果，但总体而言还是存在基础理论建设较为薄弱、理论研究缺乏自身特色等问题，这将直接影响其对于人们健康实践活动的指导作用。党的十八大报告提出要提高人民的健康水平，"健康是促进人的全面发展的必然要求"；党的十九大报告进一步提出要实施健康中国战略，"人民健康是民族昌盛和国家富强的重要标志"，并对老年健康予以高度关注，在健康中国战略构想中提出要

---

① 王东营、高万祥：《建立以健康道德为核心的健康伦理学刍议》，《中国医学伦理学》1990 年第 4 期。

② 陈元伦：《一个亟待确立的新概念——健康道德》，《中国社会医学》1987 年第 5 期。

③ 王东营、高万祥：《建立以健康道德为核心的健康伦理学刍议》，《中国医学伦理学》1990 年第 4 期。

"积极应对人口老龄化，构建养老、孝老、敬老政策体系和社会环境，推进医养结合，加快老龄事业和产业发展"。在这一时代背景之下，构建具有中国特色的健康伦理学理论有着重要的意义。老年健康伦理研究无疑是健康伦理学理论研究中不可或缺的重要组成部分。本书以我国自进入老年型社会以来这一期间所出现的老年健康伦理问题作为研究对象，结合现实国情，全面、深入地探讨老年健康伦理理论，为我国健康伦理学的发展提供一定的理论资源，有助于促进我国健康伦理学的理论建设。

第二，有助于促进我国积极老龄化目标的实现。积极老龄化是由联合国世界卫生组织对全球提出的并被 2002 年第二次世界老龄大会所确认的用以应对人口老龄化挑战的指导方针和行动指南。在此之前，世界卫生组织曾采用过健康老龄化的提法。积极老龄化是对健康老龄化的继承与发展，积极老龄化包含了健康老龄化，但前者比后者有着更加广泛的含义。世界卫生组织在《积极老龄化——政策框架》报告中对其如此界定："积极老龄化是指人到老年时，为了提高生活质量，使健康、参与和保障的机会尽可能发挥最大效益的过程。"世界卫生组织在报告中还指出："积极老龄化的目的在于使所有进入老年人，包括那些虚弱、残疾和需要照料的人，都能提高健康的预期寿命和生活质量。"根据世界卫生组织的解释，"积极"不仅指老年人的身体活动能力或其能够参加体力劳动，而且意味着老年人不断参与社会、经济、文化、精神和公民事务。与健康老龄化的理念暗含老年人是社会的负担这一消极含义不同的是，积极老龄化不仅未视老年人为社会的负担，反而认为老年人是家庭和社会的宝贵资源，应该主动参与社会的发展。① 随着当今世界众多国家步入老年型社会，国际社会将实现积极老龄化作为一项全球性

---

① 《科技智囊》专题研究小组：《积极老龄化：从战略到行动》，《科技智囊》2011 年第 10 期。

发展战略全面推广，我国更是把它作为解决老龄化问题的重要战略目标。本书以老年健康伦理作为研究对象，提升了人们对老年健康问题的关注度。与此同时，本书以谋求解决我国老年健康领域中出现的各种现实问题，并结合我国实际情况探讨如何建立一种能够更好地增进老年人健康的伦理原则，为政府部门制定与老年人健康相关的制度提供价值导向和理论依据。另外，由于老年健康涉及各种社会经济因素，本书在探讨老年人健康伦理问题的同时还论及了老年人的参与和保障问题，并提出相关措施。积极老龄化的三大支柱即为健康、参与和保障，这一切显然都将有助于促进我国积极老龄化目标的实现。

## 第二节 研究现状

### 一 国外研究现状

从伦理学的角度对老年健康进行研究有着重要的意义。由于西方国家比我国更早步入老年型社会，因此，国外学术界关于老年健康伦理的研究开展得比较早，对此的论述颇丰。国外学者主要立足于欧美国家的国情，对老年健康领域中的责任、平等、公平、尊重、尊严、关怀等伦理问题展开了研究。

对于责任问题，Jecker 认为成年子女应该承担照顾年老虚弱的父母的法律责任且照顾的义务在男女间是平等的。[1] Boisaubin 等人在肯定家庭成员应该承担照顾老人的责任的前提下，通过对美国休斯敦的经验分析，认为照料老年人的最佳地点应在家中。[2]

---

[1] Jecker, N. S., "Taking Care of One's Own: Justice and Family Caregiving", *Theoretical Medicine and Bioethics*, Vol. 23, No. 2, March 2002, pp. 117–133.

[2] Boisaubin, E. V., Chu, A. & Catalano, J. M., "Perceptions of Long-term Care, Autonomy, and Dignity, by Residents, Family and Care-givers: The Houston Experience", *The Journal of Medicine and Philosophy*, Vol. 32, No. 5, September 2007, pp. 447–464.

对于平等和公平问题，其在老年人医疗卫生资源分配领域中表现更为突出，因此很多学者围绕老年医疗卫生资源的分配正义展开讨论。针对美国政府究竟应该如何给老年人分配医疗卫生资源才是公正的，美国学者 Norman Daniels 在其著作"*Just Health Care*"中提出了"罗尔斯式的自由主义"分配正义观，他通过借鉴罗尔斯的平等主义承诺及其与"无知之幕"相联的社会契约论，对于个人如何理性分配卫生资源提出了"审慎寿命考虑"（Prudential Lifespan Account）的解决之道。[①] Daniel Callahan 的著作"*Setting Limits*：*Medical Goals in an Aging Society*"通过对"正常寿命"（normal lifespan）以及社会效率（societal efficiency）的论证而阐明一种"社群主义"分配正义观，认为为了社会的长远利益有必要抑制用在老年人身上的昂贵的治疗性费用，因此卫生资源分配中的年龄配给制是不可避免的。[②] Larry R. Churchill 的著作"*Rationing Health Care in America*"承袭了亚当·斯密的同情思想，认为应该实施"出自同情的正义"分配正义观，在配给供应卫生资源时，我们不仅要同情老人，而且要同情其他年龄组的人。[③]

对于尊重问题，Mark R. Wicclair 在其著作"*Ethics and the Elderly*"中讨论了家长主义与老年人自主权相冲突的情形，以及如何正确对老年人行使家长主义干预。[④] Bruce 等人通过调查住院的老年人接受人工复苏的状况，得出老年人对于人工复苏方式的选择偏好，认为在为老年人实施人工复苏术时应尊重老年人的自愿性而非

---

① Norman Daniels, *Just Health Care*, New York：Cambridge University Press, 1985, .

② Daniel Callahan, *Setting Limits*：*Medical Goals in an Aging Society*, New York：Simon & Schuster, 1987.

③ Larry R. Churchill, *Rationing Health Care in America*, Notre Dame：University of Notre Dame Press, 1987.

④ Mark R. Wicclair, *Ethics and the Elderly*, New York：Oxford University Press, 1993.

一味看重医疗效果。①

对于尊严问题，Benet 认为有些看护人员做出一些令老年患者感到尊严受辱的行为，这源于他们对尊严只有直观认识而不清楚尊严的具体内容，对此需要看护机构加强对看护人员在伦理学等方面知识的培训教育及其行为的管理。② Seedhouse 等人也探讨了看护机构在照料老年人时如何维护老年人尊严的问题。③

对于关怀问题，Mark R. Wicclair 在其著作 "*Ethics and the Elderly*" 中分析了为何关心年老体弱的父母是成年子女的道德责任。④

## 二 国内研究现状

相对于国外学术界而言，国内学术界对于老年健康伦理的研究启动得比较晚。随着我国步入老年型社会，国内学术界的人口学、社会学和经济学等学科对老年健康的研究较为火热，但是关于老年健康的伦理学研究却略显冷清。目前国内学术界对老年健康伦理的研究尚处于起步阶段，现有的相关研究成果要么研讨健康伦理，要么研讨老年伦理，关于老年健康伦理的研究成果只有为数不多的研究论文且论述不够详尽，其具体研究状况如下：

在健康伦理研究方面，我国学者陈元伦在其文《一个亟待确立的新概念——健康道德》中首次提出了健康道德的概念，认为健康道德是医学道德的升华和扩展，是社会公德在人类健康问题上的具

---

① Bruce, J. P., Roberts, H., Bowker, L. & Cooney, V., "Resuscitating the Elderly: What do the Patients Want?" *Journal of Medical Ethics*, Vol. 22, No. 3, June 1996, pp. 154 – 159.

② Benet, S., Pitts, R. E. & Latour, M., "The Appropriateness of Fear Appeal Use for Health Care Marketing to the Elderly: Is It OK to Scare Granny", *Journal of Business Ethics*, Vol. 12, No. 1, January 1993, pp. 45 – 55.

③ Seedhouse, D. and Gallagher, A., "Undignifying Institutions", *Journal of Medical Ethics*, Vol. 28, No. 6, December 2002, pp. 368 – 372.

④ Mark R. Wicclair, *Ethics and the Elderly*, New York: Oxford University Press, 1993.

体化。① 石大璞、李恩昌、王宗浩在其文《简论社会经济发展中的健康道德和健康责任》中进一步界定了健康道德的定义，认为健康道德是依靠舆论、信心、习惯、传统和教育等力量来规范和调整社会经济发展与环境健康之间关系的行为规范总和。② 王东营、高万祥以健康道德为基础和核心，提出和界定了健康伦理学的概念，亦即健康伦理学是以人类健康与自然、社会、心理等因素之道德关系为研究对象、以揭示健康道德的本质及其发展规律为目的的一门伦理学分支学科，同时论述了健康伦理学的主要内容、理论基础及学科地位。③ 陈元伦的《从健康道德到健康工程与健康伦理学》一文进一步明确了健康伦理学的研究对象、任务、内容和功能。④ 邱世昌、杨放在《试论公平与健康道德》中提出了公平是健康道德理论的基本范畴这一观点。⑤ 于景琮、李瑞英认为，健康伦理可以视为医学伦理从微观向宏观的延伸。⑥ 侯连元、李恩昌的著作《健康道德》对健康道德的基本概念、基本理论及其所涉及的相关领域进行了论述和探讨。⑦ 陈徐升的《试论现代医学模式下的健康道德》认为，健康道德是随着生物—心理—社会医学模式的提出而产生的。⑧ 值得一提的是，继 1988 年上海市民食用被污染的毛蚶而导致甲肝流行数月这一公共卫生事件，以及我国 2003 年爆发的"非典"公共卫生事件之后我国学术界对健康伦理尤其是公共健康伦理问题尤

---

① 陈元伦：《一个亟待确立的新概念——健康道德》，《中国社会医学》1987 年第 5 期。

② 石大璞、李恩昌、王宗浩：《简论社会经济发展中的健康道德和健康责任》，《中国医学伦理学》1990 年第 3 期。

③ 王东营、高万祥：《建立以健康道德为核心的健康伦理学刍议》，《中国医学伦理学》1990 年第 4 期。

④ 陈元伦：《从健康道德到健康工程与健康伦理学》，《中国社会医学》1990 年第 4 期。

⑤ 邱世昌、杨放：《试论公平与健康道德》，《山东医科大学学报》（社会科学版）1991 年第 1 期。

⑥ 于景琮、李瑞英：《健康伦理与道德特点》，《中国公共卫生管理杂志》1991 年第 S1 期。

⑦ 侯连元、李恩昌：《健康道德》，科学技术文献出版社 1991 年版。

⑧ 陈徐升：《试论现代医学模式下的健康道德》，《中华医院管理杂志》1997 年第 3 期。

为关注。李恩昌、张登科的《政治的医学功能》探讨了政治对医学和人类健康的影响及作用机制。① 孙福川在其文《论健康伦理学及其基本理论架构——"九大理论"视野中的健康伦理》中探讨了健康伦理学的基本理论架构问题。② 肖巍的《公共健康伦理：概念、使命与目标》与《公共健康伦理：一个有待开拓的研究领域》分别明确了公共健康伦理的概念、使命和根本目标，以及论述了公共健康伦理兴起的原因及其研究内容。③ 李恩昌的《健康道德责任论》论述了全人类、国家、社会、个人应该分别肩负何种健康道德责任的问题。④ 史军在其著作《权利与善：公共健康的伦理研究》中认为，公共健康伦理研究的主题就是权利与善，与此同时还论述了公共健康领域中权利与善的关系、权利与善和解的伦理原则、方法及途径。⑤ 李恩昌、郭继志、张杲主编的《科学健康观与健康型社会》对科学健康观和健康伦理学做了进一步总结和论述。⑥ 喻文德在其著作《公共健康伦理研究》中认为，责任是公共健康伦理的核心话语，而社群主义则是其理论依据，公共健康伦理是在公共健康实践中逐渐形成的相关责任主体为促进公众健康、预防疾病和伤害必须遵守的价值原则和行为规范，作为一种责任伦理，公共健康伦理为政府责任、公众责任、职业责任提供了相应的伦理规范。⑦

在老年伦理研究方面，刘喜珍在其著作《老龄伦理研究》中论述了包括代际伦理、让贤伦理、养老伦理、再婚伦理、丧葬伦理在

---

① 李恩昌、张登科：《政治的医学功能》，《医学与社会》2004 年第 5 期。

② 孙福川：《论健康伦理学及其基本理论架构——"九大理论"视野中的健康伦理》，《医学与哲学》2005 年第 10 期。

③ 参见肖巍《公共健康伦理：概念、使命与目标》，《湘潭大学学报》（哲学社会科学版）2006 年第 3 期；肖巍《公共健康伦理：一个有待开拓的研究领域》，《河北学刊》2010 年第 1 期。

④ 李恩昌：《健康道德责任论》，《中国医学伦理学》2008 年第 3 期。

⑤ 史军：《权利与善：公共健康的伦理研究》，中国社会科学出版社 2010 年版。

⑥ 李恩昌、郭继志、张杲主编：《科学健康观与健康型社会》，人民军医出版社 2011 年版。

⑦ 喻文德：《公共健康伦理研究》，湖南大学出版社 2015 年版。

内的老龄伦理，但未涉及老年健康伦理。[①] 余玉花的《老年伦理问题初探》探讨了老年伦理的研究对象以及老年道德的特殊性。[②] 朱尧耿认为，老年人的发展包括老年人的健康发展、角色发展、认知发展和价值发展这四个方面的内容。[③] 孔娜在其文《老年社会工作的伦理困境及应对原则》中提出，欲解决老年社会工作的伦理困境，应坚持生命优先原则、最小伤害原则、差别平等原则、自主原则这四大原则。[④]

在老年健康问题的伦理研究方面，陈培培、张银萍、苟文丽在《老年人自我概念与自我护理能力的伦理关系》中认为，老年人自我概念与自我护理能力之间存在正向的伦理关系。[⑤] 高巍、陈洪、王玉的《关于老年康复医学的服务需求与伦理思考》论述了现代医疗条件下老年康复医学服务需求的特点及其伦理原则。[⑥] 王晓燕、杜金香的《北京老年知识分子卫生保健问题的伦理分析》，从伦理学的角度分析了北京老年知识分子卫生保健的现状，并提出了提高我国老年人卫生保健水平的伦理对策。[⑦] 翟晓梅、邱仁宗的 "Perceptions of Long-term Care, Autonomy, and Dignity, by Residents, Family and Caregivers: the Beijing Experience" 论述了家庭成员照料与看护老年人的责任问题。[⑧] 张多来、蒋福明、蒋娜的《老年护理

---

① 刘喜珍：《老龄伦理研究》，中国社会科学出版社 2009 年版。

② 余玉花：《老年伦理问题初探》，《上海师范大学学报》（哲学社会科学版）2006 年第 3 期。

③ 朱尧耿：《老年发展的伦理考量》，《伦理学研究》2009 年第 1 期。

④ 孔娜：《老年社会工作的伦理困境及应对原则》，《伦理学研究》2015 年第 2 期。

⑤ 陈培培、张银萍、苟文丽：《老年人自我概念与自我护理能力的伦理关系》，《中国医学伦理学》1997 年第 5 期。

⑥ 高巍、陈洪、王玉：《关于老年康复医学的服务需求与伦理思考》，《中国医学伦理学》1999 年第 5 期。

⑦ 王晓燕、杜金香：《北京老年知识分子卫生保健问题的伦理分析》，《中国医学伦理学》2002 年第 3 期。

⑧ Zhai, Xiaomei and Qiu, Renzong, "Perceptions of Long-term Care, Autonomy, and Dignity, by Residents, Family and Caregivers: the Beijing Experience", *The Journal of Medicine and Philosophy*, Vol. 32, No. 5, September 2007, pp. 425 – 445.

伦理学研究论纲》探讨了老年护理伦理的特质、研究内容及发展规律。[①] 李桑、李强翔的《老年糖尿病健康教育的临床伦理学思考》，从医学伦理学的角度分析了老年糖尿病健康教育的特殊性被忽视的原因，并提出了开展老年糖尿病健康教育的医德教育。[②]

　　国内外学术界相关研究成果为本书研究工作的开展奠定了基础。从国内外研究现状来看，国外学术界对于老年健康伦理的研究显然比国内学术界更为成熟和系统，这与欧美国家比我国更早进入老年型社会从而较早开启老年健康伦理问题的研究密切相关。然而，国外学术界关于这一议题的研究终究是基于欧美国家的国情而展开的，虽然其中某些理论值得借鉴，但是由于国情不同，欧美国家老年健康领域中存在的问题与我国在该领域中存在的问题难免存在差异，因此，不能简单地照搬西方理论。而国内学术界关于老年健康伦理的研究虽然取得了一定成果，但是由于起步较晚，从而存在理论分析不足且既有研究成果略显零散、缺乏系统性等问题。另外，国内学术界主要关注的是老年人的生理健康所涉及的伦理问题，鲜有从伦理学角度关注老年人心理健康和社会健康的研究成果。作为生命伦理学的新的研究方向，我国老年健康伦理的大部分疆域尚待开拓。本书将在吸取和借鉴国内外既有研究成果基础之上，立足于我国老年型社会这一现实背景，试图从伦理学的视角对当代中国老年健康领域中所存在的问题予以全面关注和深入剖析，并根据我国的实际情况提出解决这些问题的道德原则和具体措施。

---

① 张多来、蒋福明、蒋娜：《老年护理伦理学研究论纲》，《南华大学学报》（社会科学版）2008 年第 6 期。

② 李桑、李强翔：《老年糖尿病健康教育的临床伦理学思考》，《现代生物医学进展》2010 年第 5 期。

## 第三节 研究方法与研究内容

### 一 研究方法

在立足于我国现实国情的基础之上，为了全面研究和深入剖析当代中国老年健康伦理问题，并提出解决这些问题的切实可行的道德原则及具体措施，本书主要采取以下四种研究方法：

第一，理论联系实际的方法。作为关于当代中国老年健康伦理的一项理论研究，本书始终立足于我国老年型社会这一基本国情，以现实问题为导向，让理论为现实服务，理论联系实际可谓本书的基本研究方法。在研究中，一方面，本书密切关注当前我国老年健康领域中的现实问题，从伦理学的视角分析这些问题的实质、影响和成因，让现实接受理论的理性审视，实现理论对社会现实的批判功能；另一方面，本书根据我国的历史传统和现实国情，提出解决当前老年健康领域中所存在的问题应秉持的道德原则，让源于实践的理论又回归到实践中去，实现理论对社会现实的指导功能。

第二，社会调查资料分析。作为一项关注现实的研究，本书需要在掌握关于我国老年健康状况及其社会经济状况等相关社会调查资料基础之上，对老年健康领域中存在的主要问题进行系统的伦理分析。由于本书旨在解决我国老年健康领域中具有普遍性意义的问题，因此需要采用全国性、权威性调查数据资料，这通常由全国老龄工作委员会、国家卫生计生委统计信息中心、国务院等权威机构组织调查。另外，本书研究的是我国自进入老年型社会以来这一期间所出现的老年健康伦理问题，所采用的数据资料都是 2000 年以来的数据资料。因此，本书主要采用了"第四次中国城乡老年人生活状况抽样调查""第五次国家卫生服务调查""第六次全国人口普查""中国健康与养老追踪调查（China Health and Retirement

Longitudinal Survey，CHARLS）"等权威机构组织调查的数据资料。

第三，文献法。作为一项理论研究，本书提出的理论观点不仅源自对现实问题的剖析，而且是通过搜集、解读和分析国内外相关文献资料之后得出的结论，因此文献学方法也是本课题所采用的主要研究方法。然而，国内学术界关于老年健康伦理的研究文献比较有限，所幸的是，在撰写论著期间，本人有幸作为 Visiting Professor 公派前往澳大利亚访学一年。澳大利亚是当今世界对于生命伦理学关注较多的国家之一，同时本人所在的访学机构与欧美很多大学、研究机构都有着密切的学术联系，可以实现学术资源共享，这一切为笔者获取国外学术界关于老年健康伦理的研究文献提供了宝贵的机会。访学期间本人搜集和解读了大量相关英文文献，受到很大的启发。同时，这些文献也佐证了本书的一些观点。

第四，多学科交叉研究法。由于老年健康涉及各种社会经济因素、制度因素、科技因素、文化因素和心理因素，研究对象的复杂性和多维性要求本书采取多学科交叉研究法。因此，本书以伦理学研究为基础，同时从社会学、人口学、文化学、医学、卫生法学、心理学、经济学、公共管理等学科领域获取相关理论支持，对老年健康伦理问题予以多维剖析，并从多个视角提出解决措施和方法。多学科交叉研究法无疑也是本书主要研究方法。

## 二　研究内容

在研究思路和结构安排上，本书除第一章导言外，共分四个部分，各部分主要内容如下：

第二章"老年健康的界定、现状及其伦理研究的价值依据"，主要是为了明确研究对象与范围，揭示当前我国老年人健康总体状况，说明为何要对老年健康予以伦理学研究。第一节"老年健康的界定"，不仅阐述了老年健康的内涵，即老年人在生理、心理和社会适应三个方面全部良好的状态，而且确定了老年健康的外延，也就是老年人的生理健康、心理健康和社会健康所包含的内容，国内外学术界为此创立了多种老年人健康评价标准。第二节"当代中国老年人口的健康状况"，根据我国权威调查数据，阐述和评价了我国老年人口的生理健康现状、心理健康现状和社会健康现状。第三节"老年健康伦理研究的价值依据"，笔者认为，我们之所以需要对老年健康予以伦理研究，其价值依据在于老年健康的"善"的本质、老年健康的跨学科研究趋势以及老年健康的战略地位这三个因素。

第三章"当代我国老年人健康领域中的伦理问题"，主要论述了当前我国五大老年健康伦理问题的表现及其后果。第一节"医疗卫生资源分配正义的失衡"，阐述了医疗卫生资源分配正义失衡的两种表现，即代际分配中差异性正义的缺位和代内分配中同一性正义的缺位，并指出这种失衡直接造成了老年人与其他年龄群体之间、老年人之间的健康不公平，并进一步引发了老年人与其他年龄群体之间、老年人之间社会经济地位的不平等。第二节"老年患者的过度医疗"，阐述了老年患者过度医疗的主要表现形式，即过度检查、不合理入院和过度用药，并指出其最大的不良后果就是伤害老年患者的身心健康和造成医疗卫生资源的浪费。第三节"家长主义对老年患者的干预"，阐述了家长主义干预老年患者的三种表现形式，即法律家长主义干预、医疗家长主义干预和医疗家庭主义干预，并指出硬家长主义干预将侵害老年患者自主权和造成老年患者自主权的空置。第四节"失能老人长期照料中的公正缺位"，阐述了失能老人长期照料中的性别不公和制度不公，这是其公正缺位的两大表现，这些不公无论是对被照料者还是照料者都造成了系列负面影响，最终又会影响到整个社会的和谐发展。第五节"老年人社会适应中的边缘化"，阐述了老年人经济地位边缘化、老年人文化生活边缘化、老年人再就业边缘化、老年人家庭地位边缘化这四种老年人社会适应中边缘化的主要表现，并指出老年人社会适应中的边缘化直接导致老年歧视，而老年歧视不仅损害了老年人的切身利益，而且不利于年轻一代的健康成长，最终影响整个社会的良性发展。

第四章"我国老年健康伦理问题的多维因素分析"，分别从社会经济、制度、文化和心理这四个视角剖析我国五大老年健康伦理问题产生的原因。第一节"我国老年健康伦理问题产生的社会经济原因"，笔者认为，我国经济的双重转型、城乡二元经济结构的长期存在、医学高新技术的开发和应用是导致我国老年健康伦理问题产生的三大社会经济因素。第二节"我国老年健康伦理问题产生的制度原因"，笔者认为，政府职能的缺位和政府职能的越位是导致我国老年健康伦理问题产生的制度根源。第三节"我国老年健康伦理问题产生的文化原因"，笔者认为，孝文化的嬗变、家本位文化的作用和近现代医学文化的影响是导致我国老年健康伦理问题产生的社会文化因素。第四节"当代我国老年健康伦理问题产生的心理原因"，笔者认为，人们对老年人的刻板印象、医生对老年患者与职业风险的认知偏差、老年患者及其家人对医学的认知误区这三大认知因素，以及人们对老年人的偏见与排斥、医生的情绪反应与自保态度、老年患者的消极情绪这三大情感与态度因素，是导致我国老年健康伦理问题产生的心理原因。

第五章"解决我国老年健康伦理问题的道德原则及措施"，根据我国历史传统和现实国情提出了解决五大老年健康伦理问题所应遵循的道德原则及其具体措施。第一节"解决我国老年健康伦理问题应遵循的道德原则"，提出了惠及老年群体的正义安排、有利老人、关怀老人和尊重老人这四大道德原则，并指出这四大原则具有统一性，彼此之间相辅相成。第二节"解决我国老年健康伦理问题的具体措施"，针对我国老年健康伦理问题的症结及其形成原因，分别从社会经济层面、制度层面、文化层面、心理层面提出了相应解决措施，并指出所有措施应遵循和贯彻惠及老年群体的正义安排、有利老人、关怀老人和尊重老人这四大道德原则。

## 第四节　研究创新与研究特色

### 一　研究创新

从上述国内外研究现状以及研究内容中，可知本书主要有三大创新之处：

第一，选题创新。国内学术界关于老年健康伦理的研究处于起步阶段，既有研究成果略显零散且其关注点主要为老年人的生理健康问题，本书从伦理学视角对当代我国老年型社会背景下老年人的生理健康、心理健康和社会健康予以全面关注、深入剖析和系统研究，选题具有一定的原创性。

第二，理论创新。本书的理论创新主要体现在三个方面：一是论证了对老年健康予以伦理研究的价值依据；二是运用多维视角，分别从社会经济、制度、文化、心理这四大视角剖析了我国老年健康问题产生的原因；三是提出了解决我国老年健康问题所应遵循的四大道德原则，并在这四大道德原则的指导之下分别从社会经济、制度、文化、心理层面提出了解决当代我国老年健康伦理问题所应采取的具体措施。

第三，方法创新。由于研究对象的复杂性和多维性，本书采用多学科交叉研究法研究老年健康伦理问题，研究时以伦理学为基础，同时从社会学、公共管理学、人口学、文化学、心理学、经济学等学科领域获取理论支持，从多维视角研究我国老年健康问题产生的原因及其解决办法。

## 二　研究特色

本书的研究特色主要表现在以下两个方面：

第一，强烈的问题意识。应用伦理学的重要特征之一就是有明确的问题意识。作为一项关于老年健康的应用伦理学研究，本书同样从问题着手，紧密关注社会现实问题，在研究中立足于分析和解决当前我国老年健康领域中具有伦理意义的主要社会现实问题，着力探寻这些老年健康伦理问题产生的各种原因，并提出解决这些问题所应遵循的道德原则和具体措施。

第二，多维度研究视角。应用伦理学研究向来具有交叉性特点，本书亦不例外。由于老年健康涉及多种因素，为了全面剖析其成因，本书分别从社会经济、制度、文化、心理这四个视角来揭示我国老年健康伦理问题产生的原因，并分别在这四个层面提出解决我国老年健康伦理问题的相应措施。这种多维度研究视角也是本书的一大特色，为此，需要涉猎社会学、人口学、文化学、经济学、心理学、公共管理等多个学科的知识。

这两大特色再次证明伦理学并非脱离现实的抽象思辨，而是具有强烈的现实关怀，而为了有效应对现实生活中的重大问题，伦理学需要借鉴其他学科的研究成果。正是基于伦理学的这种性质和功能，本书将"关爱老年人健康"作为研究宗旨，希望通过这种多维度的研究能够助力我国老年人身心健康和社会健康的改进，最终促进我国"积极老龄化"以及"健康中国"战略目标的实现。

# 第 二 章

# 老年健康的界定、现状及其
# 伦理研究的价值依据

　　人口老龄化是当今世界很多国家发展中所面临的社会难题。我国早在 2000 年就步入老年型社会，并以速度快、程度深、规模大的特点在不断地发展，成为当今世界上唯一老年人口数量超过 1 亿的国家。人口老龄化的到来给我国的社会发展带来了诸多挑战，其中之一就是老年人口的健康问题。我国老年人口的健康问题不仅直接影响到老年人及其家庭的切身利益，而且影响到整个社会的可持续发展，因此，受到社会各界的高度关注，成为近年来学术研究的热点。对于老年健康问题，伦理学研究视角的介入是必不可少的，老年健康伦理研究有着其客观的价值依据。然而，在对老年健康问题进行伦理研究和分析之前，我们首先需要界定老年健康的内涵和外延，同时需要掌握当代中国老年人口的健康状况，以明确本研究的对象与范围。

## 第一节　老年健康的界定

　　健康与每个人息息相关，世界卫生组织（WHO）早在 1953 年就提出了"健康是金"的口号，呼吁人们像对待金子那样珍惜自己的健康和生命。老年人是健康领域中的脆弱群体，较之于其他群体，老年人在生理、心理和社会适应等方面的能力都出现衰退和减弱趋势，健康成为很多老人为之努力的目标。我国政府曾针对这一问题先后提出了"健康老龄化"和"积极老龄化"的社会发展目标，将推进健康老龄化作为建设健康中国的重要任务。那么，对于老年人而言，健康意味着什么呢？怎样才能算是健康呢？下文即对老年健康的内涵与外延予以界定。

**一 老年健康的含义**

老年健康，顾名思义就是老年人的健康，老年和健康这两个关键词对于老年健康含义的确定和理解起着至关重要的作用。因此，为了揭示老年健康的含义，我们需要分别理清老年和健康这两个词的含义。

首先，就"老年"一词而言，在不同时代人们对其有着不同理解。例如，我国东汉时期成文的《说文解字》如此解释"老"："考也。七十曰老……言须发变白也。"其作者视70岁及其以上者为老年。宋元时代马端临所撰的《文献通考·户口考》则云："晋武帝、北齐武成帝以六十六以上为老，隋文帝以六十为老，唐代宗以五十五为老，宋太祖以六十为老。"19世纪末，德国在实施老年人救济法令的时候以65岁作为人们获取保障金的起始年龄，也就是说65岁属于老年期，这一标准为众多欧美国家所沿用。1982年联合国"老龄问题世界大会"又将60岁设为老年的起点。这一切说明老年定义具有动态性，它的界定不能仅考虑纯粹的自然和生理因素，同时也得考虑社会经济状况。换言之，对老年定义既要考虑人类的自然属性，也要考虑人类的社会属性，后者甚至比前者更为重要，"老年"需要从多个角度来对其加以界定。在老年定义的历史上主要有这三种关于"老年"的界定：第一种是从生产上定义老年。老年意味着不再具备生产劳动的能力、难以达到生产劳动的要求，他们不再年轻，在截面意义上，老年是这样一类人群，而在纵贯意义上，老年是这样一个生命阶段。第二种是从余寿后推定义老年。它以人类余寿达到某一门槛值时的年龄作为老年起点，虽然在余寿标准设定上学术界存在分歧，有的学者将余寿标准设为 10 年，有的学者将余寿标准设为 15 年，但是他们都认为老年应当是预留下来使人在死亡之前能够享受社会保障、体验闲暇生活的生命阶段。第三种是从生活上定义老年。老年也就是丧失日常生活自理能力的年龄阶段。[①] 但无论怎么界定"老年"，有一点是相通的，那就是老年是人类正常生命历程的最后阶段，它标志着人体生理与心理的老化。在这一阶段，人们在生理功能和心理功能方面都出现退行性变化，出现体能失调、记忆衰退和心智钝化等现象。

作为特定社会历史发展的产物和认识的成果，健康也是一个动态发展的概念。人们对这一概念的理解以及由此形成的健康观与特定的社会、经济、环境、文化、科技和伦理道德等因素密切相关。纵览人类历史，人类健康观念先后历经了从古代的"生理健康"观到近代的"心理健康"观再到当代的"精神健康"观这样一个逻辑进程。[②] 在自然环境恶劣、生产力水平低下的远古时代，人们不仅要遭受各种猛兽和疾病的侵袭，而且要忍受外在艰苦的环境条件以及生活资料极度匮乏的折磨，因此，当时的人均寿命极其短暂。对于这一历史时期的人们而言，保存生命并繁衍后代成为其最根本的生活内容，避免饥饿、求偶繁衍、逃避大自然的伤害则成为其一切行为的驱动力。因此，这个时代的健康意味着强壮、完整和善斗。随着人类进入文明时代，由于社会生产力的不断发展，人类与

---

① 翟振武、李龙：《老年标准和定义的再探讨》，《人口研究》2014 年第 6 期。
② 张兴国、陈丹：《健康观念转变及其当代意义》，《辽宁大学学报》（哲学社会科学版）2016 年第 1 期。

自然的关系从远古时代的畏惧和服从逐步发展为改造和战胜，人类社会的自然条件得到不断改善，人类的生存环境变得越发稳定，虽然人们无须为获得最基本的生存条件而感到担忧，但是疾病却成为威胁人类健康和生命的头号杀手，尤其是以发病急、传播快、死亡率高而著称的急性传染疾病导致许多患者还未进入自然衰老阶段就早早离世。几千年以来，无论东方还是西方，医学的任务和目标就是治疗疾病、减少死亡和延长寿命。因此，在 20 世纪 30 年代以前的漫长时期，健康的标志就是长寿，在当时盛行的机械论医学模式和生物医学模式中，根据医学的客观性、医学专业人员是唯一的评价者、仅有生理学标准、健康是一种质量这四个假设，健康被人们定义为没有疾病或没有生理机能失调。[①] 20 世纪中叶以后，由于社会经济的快速发展、科学技术的迅猛进步以及医疗卫生条件的大幅改善，威胁人类生命的头号杀手——传染病得到有力的控制，心脑血管疾病、癌症等慢性病开始占据上风而成为威胁人们健康的大敌。人们逐步认识到心理因素和社会因素也会影响身体健康，生物医学模式（biomedical model）开始向生物—心理—社会医学模式（bio-psycho-social medical model）转变，健康的含义随之发生变化。1948 年，世界卫生组织宪章正式对健康予以新的界定："健康不仅仅是没有疾病或不受伤害，而且是生理、心理和社会适应的完好状态。"1978 年，国际初级卫生保健大会发表的《阿拉木图宣言》再次对健康的含义予以声明："健康不仅是疾病和体弱的匿迹，而且是身心健康、社会幸福的完美状态。"从中可知，现代社会的健康概念既考虑了人的生物属性，在这方面不单纯指人体没有疾病和损伤，还强调人的性格、情绪、智力等因素的完好状态；同时又重视人的社会属性，要求人们的社会活动、人际关系、社会地位正常，

---

① 周丽苹：《老年人口健康评价与指标体系研究》，红旗出版社 2003 年版，第 3—4 页。

对物质、精神和环境等方面的社会支持感到满意。显然，现代社会中的健康是一个包含生理健康、心理健康和社会适应完好这三者在内的多维的、动态的和分层次的概念。①

由于"老年"和"健康"都是动态发展的概念，"老年健康"自然也是一个动态发展的概念，它的界定既离不开现代社会这一重要的历史背景，也离不开老年人独有的特征。因此，现代社会对老年健康的界定首先要符合现代健康的定义，同时也要考虑现代社会老年人的特殊性。基于此，老年健康的含义是指老年人在生理、心理和社会适应三个方面全部良好的状态。具体而言，在生理方面，老年人余命中带病、伤残和失能的时间能够得以尽量缩短，尽可能地保持健康状态直至生命的终点；在心理方面，老人能够保持积极向上的精神风貌和生活心态，情绪稳定；在社会方面，老年人能够拥有融洽的人际关系，积极而平等地参与社会，具有较长时间与社会保持整体性的能力。② 这三者并非孤立存在，而是相互影响，其中老年人的生理健康起着基础性作用，是实现心理健康和社会适应性（又称社会健康，下文皆用"社会健康"一词来指代社会适应性）的前提条件；老年人的心理健康和社会健康又会反过来影响其生理健康，这三者相互促进、互为因果。

### 二  老年健康的评价标准

老年健康的界定不仅需要厘清其内涵，还需要确定其外延。从上述老年健康的含义中可知，老年健康涵盖了生理健康、心理健康和社会健康三个方面。那么，老年人的生理健康、心理健康与社会健康又包含哪些内容或有何种表现呢？这一问题的实质就是老年健康的评价标准亦即评价的维度和指标问题，它们反映了

---

① 周丽苹：《老年人口健康评价与指标体系研究》，红旗出版社 2003 年版，第 5 页。
② 周丽苹：《老年人口健康评价与指标体系研究》，红旗出版社 2003 年版，第 8 页。

老年人的健康状况。由于健康是一个极其复杂的生命现象，人们对于健康的本质和内涵的理解在不断深化，老年人的健康状况本身也在发生变化，这就导致人们对老年健康外延的看法也在不断地发展。对于老年人的生理健康、心理健康和社会健康，目前国际上尚无普遍认可的金标准量表，国外学者和国内学者根据各自的研究提出了各种不同的老年健康评价维度和指标。从这些维度和指标中，我们可以看出人们对于老年健康外延有着不同理解。

首先，就国外学术界而言，自世界卫生组织于 1948 年提出现代健康的定义之后，1975 年，美国杜克大学老年与人类发展研究中心创立了 OARS（Older American Resources and Services）量表。该量表从生理健康、心理健康、社会资源、经济资源、日常生活能力五个维度来衡量老年人的健康，其中生理健康包括生理失调的表现和生理活动，心理健康包括精神健康的程度及其相应的机体表现，社会资源包括家庭关系和朋友关系，经济资源是指经济收入是否充足，日常生活能力包括基础性日常生活能力和工具性日常生活能力。[1] 1977 年，B. Gulland 创立了 CARE（the Comprehensive Assessment and Referral Evaluation）量表，该量表从躯体、心理、营养、经济状况、社会环境等方面来反映老年人的健康状况。[2] 1982 年，美国费城老年研究中心的 M. P. Lawton 创立了 PGCMAI（Philadelphia Geriatric Centre Multilevel Assessment Instrument）量表，该量表从健康自我评价、健康行为、患病状况、认知功能、日常生活能

① Van Hook, Mary P. , Berkman, B. & Dunkle, R. , "Assessment Tools for General Health Care Settings: PRIME-MD, OARS, and SF – 36. Primary Care Evaluation of Mental Health Disorders. Older Americans Resources and Services Questionnaire; Short Form – 36", *Health & Social Work*, Vol. 21, No. 3, August 1996, pp. 230 – 234.

② Haywood, K. L. , Garratt, A. M. & Fitzpatrick, R. , "Older People Specific Health Status and Quality of Life: A Structured Review of Self-Assessed Instruments", *Journal of Evaluation in Clinic Practice*, Vol. 11, No. 4, August 2005, pp. 315 – 327.

力、时间利用、个人适应能力和社会交往等维度来揭示老年人的健康。[1] 1998 年，世界卫生组织欧洲办公室资助开发的老年人专用生命质量表 LEIPAD 则从生理功能、性功能、自我保健、生活满意度、抑郁、认知功能、社会功能这七个维度来评价老年人的健康状况。[2] 21 世纪后，EASY-Care 量表（该量表建立于 1994 年，先后在 1999 年、2004 年、2010 年进行了修订完善）从生理、精神、社会以及环境这四个方面考核老年人的健康。[3]

相对国外学术界而言，我国学术界对于老年人健康的外延亦即老年人健康的评价标准问题的研究起步较晚，但是受国际学术界的影响，这些年来我国也有不少学者对此做出了有意义的探索。例如，1998 年，我国学者朱志明采取生存质量这一全面评价老年人健康水平的指标体系，认为生存质量应包括躯体健康、日常生活功能、心理健康、社会适应和经济生活条件五项基本内容，其中躯体健康又包括慢性疾病、自觉症状、有无因病因畸导致活动受限、影响生活自理、每日是否从事脑、体力工作或体育锻炼、类别及时间；日常生活功能包括听功能、视功能、日常生活自理功能、运动功能；心理健康包括智力正常而无痴呆、情绪稳定而无抑郁症、生活满意度评定；社会适应包括家庭关系、亲戚朋友交往情况、参与社会活动情况；经济生活条件则包括居住条件、从经济来源衡量生活水平、基本医疗保障。[4] 汪凯等在研究农村老年人生命质量时提出，老年人健康相关生命质量评定量表应该包括身体功能、情感平

① Lawton, M. P., Moss, M., Fulcomer, M. et al., "A Research and Service Oriented Multilevel Assessment Instrument", *Journal of Gerontology*, Vol. 37, No. 1, January 1982, pp. 91 - 99.

② De Leo, D., Diekstra, René F. W., Lonnqvist, J., et al., "LEIPAD, an Internationally Applicable Instrument to Assess Quality of Life in the Elderly", *Behavioral Medicine*, Vol. 24, No. 1, January 1998, pp. 17 - 27.

③ 茅范贞、陈俊泽、苏彩秀等：《老年健康功能多维评定量表的研制》，《中国卫生统计》2015 年第 3 期。

④ 朱志明：《关于老年人生存质量评价方法的几个问题》，《医学与社会》1998 年第 2 期。

衡、认知能力、社会功能这四方面的内容。① 2000 年，周丽苹的研究认为，老年人整体健康应该包含生理健康、心理健康和社会完好三方面内容，其中生理健康状况又包含躯体机能和生活自理这两个维度，以此评价老年人的机体功能、疾病及妨碍程度、医疗需求、日常生活自理能力状况；心理健康状况包括情绪性格和认知功能这两个维度，以此评价老年人的心理状态、情绪控制、应激能力、对事物的认知能力；社会完好状况包括社会关系和社会支持，以此反映老年人人际关系的数量、社会参与和获得社会支持满意状况。② 2013 年，我国公布了《中国健康老年人标准（2013）》，在生理方面，老年人健康的标准是其重要脏器并未因增龄性改变而发生功能变异、没有重大疾病、具有一定的抗病能力、相关高危因素能够控制在与其年龄相适应的达标范围内、体重适中、营养良好；在心理方面，老年人健康的标准是认知功能基本正常、适应环境、处事乐观、自我满意；在社会健康方面，老年人的健康标准是能妥善处理家庭和社会人际关系、积极参与家庭和社会活动、日常生活活动正常、生活能自理、保持良好的生活方式等。③ 2015 年，茅范贞等人提出应从身体健康、精神健康、社会关系资源、日常生活能力、经济资源和认知功能这六个维度来考评我国老年健康功能。④

　　由上可知，虽然由于研究目的、目标人群、社会经济文化背景等因素的不同，国内外学者们对于老年健康应该包含的评价指标各有侧重。但是他们都存在一个相似的发展趋向，那就是评价内容中

---

　　① 汪凯、李秉瑜：《农村老年人健康相关生命质量的效度评价》，《中国卫生统计》1998 年第 5 期。

　　② 周丽苹：《老年人口健康评价与指标体系研究》，红旗出版社 2003 年版，第 131—132 页。

　　③ 中华医学会老年医学分会、中华老年医学杂志编辑部：《中国健康老年人标准（2013）》，《中华老年医学杂志》2013 年第 8 期。

　　④ 茅范贞、陈俊泽、苏彩秀等：《老年健康功能多维评定量表的研制》，《中国卫生统计》2015 年第 3 期。

关于老年人精神、心理、情感的成分逐步增加。另外，随着现代社会人们对生活质量的关注和重视，20 世纪 90 年代之后学术界在评价老年人健康的时候开始引进老年人生活质量这一内容，以此作为老年人健康的重要表现。对于我国而言，无论人们怎么界定现代社会老年人健康的标准，界定时都应该遵循以下两条基本原则：

第一，充分考虑老年人的特殊性。如前所述，老年人口是健康领域中的脆弱群体。在健康状况方面，老年人既具有一般人群的共同特征，也具有老年人自身的特殊性，老年人的健康是一种相对综合的状态。因此，对于老年健康这一问题，在确定其评价标准的时候，我们不能简单地用大健康某一方面的健康指标去评价，否则就会出现老年人口群体罹患疾病或功能问题等方面的假象。① 以生理健康为例，较之于其他人群，老年人在身体组成成分、形体、神经系统、循环系统、消化系统、呼吸系统、泌尿系统、生殖系统、内分泌系统、感官系统、免疫系统等方面都出现了变化。例如，在身体组成成分方面，老年人会出现细胞数量减少、水分减少和脂肪增加的现象；在神经系统方面，由于老年人的脑开始萎缩、体积变小、重量减轻，使得其出现运动不协调、行动缓慢、记忆力下降、思维能力衰退等现象；在内分泌系统方面，老年人的各腺体都出现不同程度的萎缩，功能发生退行性变化，等等。这些老年人机体的生理变化其实都属于正常的自然老化现象，而非病理变化。可见，人们在界定老年人的生理健康的时候，应考虑人类机体增龄性变化。同理，人们在界定老年人的心理健康和社会健康的时候也应从老年人的实际出发。

第二，充分考虑中国国情。由于我国老年型社会的形成晚于欧美国家，国内学术界在界定老年人健康标准的研究中难免会借鉴欧

---

① 郑晓瑛：《中国老年人口评价指标研究》，《北京大学学报》（哲学社会科学版）2000 年第 4 期。

美国家的现成做法。然而，在社会经济文化背景上，我国与发达国家存在明显的差异，发达国家适用的某些评价指标并不能真正评价我国老年人口的健康状态。[1] 例如，目前我国使用的老年人健康综合评估 CGA（Comprehensive Geriatric Assessment）量表多为将国外的 CGA 量表直接翻译为中文，其中并没有考虑我国社区居家老年人的特点。而且，很多 CGA 量表忽视对我国老年人营养不良的筛查，而营养问题在我国老年人尤其是有潜在疾病的老年人身上并不少见。[2] 如果人们简单地参照国外老年人健康标准来评价中国老年人的健康的话，就会得出错误的结论。正因如此，我国学者郑晓瑛指出，老年人口的健康功能和生活质量指标的筛选和确定需要符合大社会、大人口、大环境、大政策和大健康的具体情况，不同的国情应该要有不同的衡量指标。[3] 因此，老年健康评价标准的确定需要充分考虑我国社会经济环境的具体情况。

总而言之，虽然目前我国关于老年人健康的具体标准难以整齐划一，但是在老年人健康应该包含生理健康、心理健康和社会健康三大内容这一点上，我国学术界则完全达成了共识。除此之外，有一些老年人健康的衡量指标也是为我国学术界所通用。例如：自我健康评价、日常生活自理能力（ADL）等指标普遍用于反映老年人的生理健康状况；认知功能、主观幸福感等指标普遍用于反映老年人的心理健康状况；社会支持、社会参与等指标普遍用于反映老年人的社会健康状况。在这一大前提之下遵循上述两条基本原则，无论人们怎么确定具体的衡量维度和评价指标，这些维度和指标都是

---

① 郑晓瑛：《中国老年人口评价指标研究》，《北京大学学报》（哲学社会科学版）2000 年第 4 期。

② 杨琛、王秀华、谷灿、刘莉：《老年人健康综合评估量表研究现状及进展》，《中国全科医学》2016 年第 9 期。

③ 郑晓瑛：《中国老年人口评价指标研究》，《北京大学学报》（哲学社会科学版）2000 年第 4 期。

具有一定的合理性，都能为我国医疗及养老保障决策以及老年人的健康决策提供多维度的参考依据。

## 第二节 当代中国老年人口的健康状况

老年人口的健康问题意义重大。那么，当代我国老年人口的健康状况究竟如何呢？了解这一问题不仅有助于人们客观、正确地认识老年人和人口老龄化问题，而且能为我国社会养老服务体系的发展和长期照护保险制度的完善创造条件。当然，掌握我国老年人口的健康现状也是本研究得以进行的前提和基础。基于此，以下即从现代社会老年人的生理健康、心理健康和社会健康这三个方面来揭示和分析我国老年人口的健康现状。

### 一 我国老年人口的生理健康现状

生理健康对于老年人至关重要，老年人的生理健康状态可谓评价老年人健康状况和功能的关键内容。[1] 相关研究表明，老年人的躯体健康及其日常生活功能是影响其生活质量的主要原因。[2] 老年人的生理健康状况主要通过自我健康评价、慢性病患病率、两周患病率、日常生活自理能力（ADL）等指标反映出来，我们也可以通过这些指标来了解我国老年人口的生理健康现状。

其一，就老年人口的自我健康评价而言，最新人口普查数据人口普查结果显示，在被调查的 17658702 名 60 岁及以上老年人口中，其中 43.82% 的老年人自评身体健康，39.33% 的老年人自评身

---

① 郑晓瑛：《中国老年人口评价指标研究》，《北京大学学报》（哲学社会科学版）2000 年第 4 期。

② 原爱中、陈玉梅、吕春燕等：《格尔木地区老年人健康状况调查报告》，《高原医学杂志》2000 年第 1 期。

体基本健康，13.90%的老年人自评身体不健康但生活能自理。[①]
2015年进行的第四次中国城乡老年人生活状况抽样调查结果表明，
32.97%的老年人自评健康状况比较好或非常好，24.76%的老年人
自评健康状况比较差或非常差。[②] 在这一问题上，城市老年人自评
状况好于农村老年人，东部地区老年人自评状况好于西部地区老年
人，男性老年人自评状况好于女性老年人，年龄小的老年人自评状
况好于年龄大的老年人，文化程度高的老年人自评状况好于文化程
度低的老年人，有配偶、离婚的老年人自评状况好于丧偶、从未结
婚的老年人。例如根据最新数据，有49.95%的城市老年人自评身
体健康，46.00%的镇老年人自评身体健康，只有40.42%的乡村老
年人自评身体健康；山东、浙江、广东、江苏等东部地区省份有超
过50%的老年人自评为健康，陕西、四川、青海、甘肃、西藏等西
部地区省份自评为健康的老年人比例不到40%，而在西藏这一比例
低至24.5%；有48.22%的男性老年人自评为健康，只有39.64%
的女性老年人自评为健康；60—64岁组有60.8%的老年人自评为
健康，65—69岁组有48.4%的老年人自评为健康，70—74岁组自
评为健康的老年人比例下降到35.2%，80—84岁组只有20.5%的
老年人自评为健康；有配偶老年人中一半自评为健康，38%自评为
基本健康，两者合计达到88%，但是对于丧偶和未婚老年人而言，
各有28%的老年人自评为不健康。[③] 2015年进行的第四次中国城乡
老年人生活状况抽样调查结果也表明，37.80%的城市老年人自评
健康状况非常好或比较好，只有27.68%的农村老年人自评健康状
况非常好或比较好；浙江省认为自身健康非常好和比较好的老年人
的比例分别为11.26%和36.98%，而在西藏地区这两个比例分别

---

① 杜鹏：《中国老年人口健康状况分析》，《人口与经济》2013年第6期。

② 胡宏伟、袁水平、郑翩翩：《中国城乡老年人健康及医疗卫生状况分析》，载党俊武《中国城乡老年人生活状况调查报告（2018）》，社会科学文献出版社2018年版，第113页。

③ 杜鹏：《中国老年人口健康状况分析》，《人口与经济》2013年第6期。

是 3.35% 和 30.16%；天津市认为自身健康非常好和比较好的老年人的比例分别为 14.88% 和 35.65%，而在重庆市这两个比例分别是 7.65% 和 24.53%；37.74% 的男性老年人认为自身健康非常好和比较好，28.62% 的女性老年人认为自身健康非常好和比较好；21.11% 的男性老年人认为自身健康非常差和比较差，但是有 28.09% 的女性老年人认为自身健康非常差和比较差；60—64 岁组约有四成的老年人认为自身健康非常好或比较好，85 岁及以上只有 20.79% 的老年人认为自身健康非常好或比较好；34.25% 的未上过学的老年人认为自身健康状况比较差或非常差，24.62% 的小学学历的老年人认为自身健康状况比较差或非常差，不足 20% 的初中或高中/中专/职高学历的老年人认为自身健康状况比较差或非常差，不足 10% 的大学专科或本科及以上的老年人认为自身健康状况比较差或非常差；有配偶、离婚的老年人自评为非常好或比较好的比例分别是 35.83% 和 37.24%，而丧偶、未婚的老年人这一情况的比例却是 25.41% 和 26.16%。[1]

其二，就我国老年人慢性病患病率而言，根据最新数据，20 年来我国 60 岁及以上老年人口慢性病患病率呈持续上升状态，近 10 年来的增长快于前 10 年，其中 1993 年为 50.6%，1998 年为 50.2%，2003 年为 50.1%，2008 年为 59.6%，2013 年上升至 71.8%。就此指标而言，城市地区老年人口慢性病患病率 81.1% 明显高于农村地区老年人口慢性病患病率 61.6%，女性老年人口慢性病患病率 76.3% 高于男性老年人口慢性病患病率 67.1%，年龄大的老年人口慢性病患病率高于年龄小的老年人口慢性病患病率，其中 60—64 岁为 59.5%，65—69 岁为 71.6%，70—74 岁为 80.9%，

---

① 胡宏伟、袁水平、郑翩翩：《中国城乡老年人健康及医疗卫生状况分析》，载党俊武《中国城乡老年人生活状况调查报告（2018）》，社会科学文献出版社 2018 年版，第 113—120 页。

75—79 岁为 85.0%，80—84 岁为 86.4%，但是 85 岁以上慢性病患病率（73.6%）略有下降。另外，就慢性病疾病谱而言，老年人口前五位的慢性病依次为高血压、糖尿病、脑血管病、缺血性心脏病和慢性阻塞性肺病，这五种疾病的患病人次占总患病人次的69.7%。就患多种慢性病情况而言，患 1 种慢性病的老年人口所占比例为 33.6%，患 2 种及以上慢性病的老年人口所占比例为16.2%，且城市地区老年人患多种慢性病的比例高于农村地区老年人患多种慢性病的比例。[①] 显然，带病生存成为当今我国很多老年人生活的常态。

其三，就两周患病率而言，我国老年人的情况也不容乐观。最新数据表明，老年人的两周患病率这一指标在近 20 年来也是呈持续上升的状态，1993 年为 25.0%，1998 年为 29.0%，2003 年为32.1%，2008 年为 43.2%，2013 年快速上升至 56.9%。关于这一指标，同样存在城乡差异、性别差异和年龄差异等问题，其中城市地区老年人口的两周患病率 66.9% 高于农村地区老年人口的两周患病率 45.8%，女性老年人口的两周患病率 61.0% 高于男性老年人口的两周患病率 52.5%，年龄大的老年人口的两周患病率高于年龄小的老年人口的两周患病率，其中 60—64 岁为 47.0%，65—69 岁为 56.0%，70—74 岁为 63.1%，75—79 岁为 68.8%，80—84 岁为69.4%，但是 85 岁以后两周患病率略有下降，数值为 61.1%。在疾病顺位问题上，老年人口两周患病的疾病主要为慢性病，高血压、糖尿病、感冒、脑血管病和缺血性心脏病为前五位疾病。[②]

---

① 国家卫生计生委统计信息中心编著：《2013 第五次国家卫生服务调查分析报告》，中国协和医科大学出版社 2015 年版，第 150—154 页。

② 国家卫生计生委统计信息中心编著：《2013 第五次国家卫生服务调查分析报告》，中国协和医科大学出版社 2015 年版，第 146—149 页。

其四，就日常生活自理能力（ADL）[①]而言，2010 年我国第六次人口普查结果表明，新数据 60 岁及以上老年人生活自理能力状况总体较好，生活不能自理者占 2.95%。[②] 然而，2013 年第五次国家卫生服务调查结果显示，我国生活不能自理的老年人比例在上升，调查中有 11.6% 的老年人近 30 天日常生活起居需要人照顾。[③] 这个比例虽然不高，但是考虑到我国老年人口基数大，目前需要长期照料的老年人达到数千万。另外，在这一问题上，同样存在男性老年人的情况好于女性老年人，年龄小的老年人情况好于年龄大的老年人。2010 年我国第六次人口普查结果显示，在生活不能自理的老年人中，58.36% 为女性老年人；80 岁之后老年人生活不能自理者的比例迅速上升。[④]

通过上述数据，可知近年来我国老年人生理健康总体状况不错，很多老年人具备日常生活能力而不需要他人照料，这不仅反映了我国实行健康老龄化战略的实际成效，同时也说明了老年人并非都是体弱多病的代名词，以及人口老龄化并不必然意味着医疗费用的增加和社会家庭负担的增重。我们在充分肯定这些成效的同时，也应看到随着这些年来我国人口老龄化趋势的不断加剧，老年人生理健康领域还有一些问题有待改进：一是老年人的慢性病患病率和两周患病率在持续上升；二是生活不能自理的老年人越来越多；三是在老年人群内部存在城乡、地区、性别、年龄之间的身体健康状况的不平衡。这些问题不仅直接降低老年人自身的生活质量，而且将进一步加剧我国医疗资源短缺的矛盾，与我国共建共享老年友好

---

[①]　这是对老年人客观身体状况的一种衡量，它主要体现在老年人日常生活中的吃饭、穿衣、上下床、上厕所、室内走动、洗澡等活动中。

[②]　杜鹏：《中国老年人口健康状况分析》，《人口与经济》2013 年第 6 期。

[③]　国家卫生计生委统计信息中心编著：《2013 第五次国家卫生服务调查分析报告》，中国协和医科大学出版社 2015 年版，第 146 页。

[④]　杜鹏：《中国老年人口健康状况分析》，《人口与经济》2013 年第 6 期。

社会的发展理念不符，因此，需要得到社会各界的高度关注。

### 二　我国老年人口的心理健康现状

老年人的心理健康对于老年人也很重要。20 世纪 70 年代提出的生物—心理—社会医学模式早就揭示了人的健康不仅受制于生物因素，而且受制于心理因素和社会因素，这三者之间相互影响、互为因果。因此，老年人的心理健康状况将直接影响其生理健康状况和社会健康状况。老年人的心理健康状况主要通过认知功能、老年孤独、主观幸福感、生活满意度、老年抑郁等指标反映出来。

老年人的认知功能是其心理健康内涵之一，心理健康的标准之一就是认知功能正常，一个人的认知功能状况直接反映了其心理健康状况。关于我国老年人的认知功能问题，2020 最新数据表明，近年来我国老年性痴呆患病率、阿尔茨海默病患病率、轻度认知功能障碍患病率和中重度认知功能障碍患病率都呈现出递增的趋势，其中老年性痴呆患病率在 1997 年—2000 年期间为 2.71%、2001 年—2005 年期间为 4.70%、2006 年—2010 年期间为 5.81%、2011 年—2016 年期间为 7.01%，2011 年—2016 年期间的老年性痴呆患病率较之于 1997 年—2000 年期间增长了 1.6 倍；2011 年—2016 年期间的阿尔茨海默病患病率较之于 2001 年—2015 年期间增长了 1.4 倍；2011 年—2016 年期间的轻度认知功能障碍患病率和中重度认知功能障碍患病率较之于 2001 年—2005 年期间分别增长了 85.0% 和 31.5%。在认知功能问题上，男性老年人的状况好于女性老年人。老年性痴呆和认知功能（记忆力）障碍女性老年人患病率明显高于男性老年人，例如 70—79 岁组女性老年人的老年性痴呆患病率接近 7%，而男性老年人患病率不到 5%；80—89 岁组女性老年人的老年性痴呆患病率接近 17%，而男性老年人患病率大约为 10%。低龄老年人的认知功能状况好于高龄老年人。同样以老年性痴呆患病率为例，60—69 岁年龄组为 1.75%，70—79 岁年龄组为 5.02%，80—89 岁年龄组为 17.68%，90 岁以上年龄组则高达 36.83%。[①] 老年人认知功能的退化将导致其出现焦虑、忧郁等心理疾患。

老年孤独也是反映老年人情绪性格和精神生活状况的重要指标。第四次中国城乡老年人生活状况抽样调查结果显示，2015 年经常感到孤独的老年人比例为 6.4%，感到孤独（经常 + 有时）的老年人比例为 36.6%，有时感到孤独的老年人比例为 30.3%。在这一问题上，农村老年人感到孤独的比例高于城市老年人，前者为 43.8%，后者为 29.9%。女性老年人感到孤独的比例高于男性老年人，前者为 39.9%，后者为 33.0%。年龄越大的老年人感到孤独的比例越高，其中经常感到孤独的老年人比例分布是：60—64 岁为 4.3%、65—69 岁为 5.2%、70—74 岁为 6.8%、75—79 岁为 8.3%、80—84 岁为 9.7%、85 岁及以上为 12.2%；有时感到孤独的老年人比例分布是：60—64 岁为 23.9%、65—69 岁为 27.9%、70—74 岁为 31.8%、75—79 岁为 36.0%、80—84 岁为 40.4%、85 岁及以上为 45.5%。文化程度低的老年人感到孤独的比例高于文化程度高的老年人，其中经常感到孤独的老年人分布比例是：未上过学的老年人为 9.9%、小学学历的老年人为 5.9%、初中学历的老年人为 3.9%、高中/中专/职高学历的老年人为 2.8%、大学专科学历的老年人为 1.7%、大学本科及以上学历的老年人为 1.6%；有时感到孤独的老年人分布比例是：未上过学的老年人为 39.0%、小学学历的老年人为 31.1%、初中学历的老年人为 21.9%、高中/中专/职高学历的老年人为 17.9%、大学专科学历的老年人为 14.3%、大学本科及以上学历的老年人为 14.1%。无配偶的老年人感到孤独感的比例高于有配偶的老年人，其比例分布是：从未结婚

①　陈伟、李增宁、陈裕明编著：《中国中老年健康状况蓝皮书》，中国劳动社会保障出版社 2017 年版，第 1—3 页。

的老年人为77.6%（经常35.8%，有时41.8%）、丧偶的老年人为65.4%（经常14.7%，有时50.7%）、离婚的老年人为58.5%（经常16.7%，有时41.8%）、有配偶的老年人为25.3%（经常2.7%，有时22.6%）。独居老年人感到孤独的比例高于其他居住方式的老年人，其中独居老年人为71.3%（经常20.70%，有时50.60%），空巢老年人为26.2%（经常2.70%，有时23.50%），与子女共居的老年人为35.30%（经常5%，有时30.30%）。经济落后地区的老年人感到孤独的比例高于经济发达地区的老年人，这一比例按照从高到低的顺序排在前五位的省份是甘肃（48.3%）、海南（47.9%）、云南（47.7%）、宁夏（47.4%）、西藏（45.5%），后五位的省份和直辖市是福建（27.2%）、浙江（25.5%）、上海（22.3%）、北京（19.2%）、天津（17.7%）。自评身体健康状况差的老年人感到孤独的比例高于自评身体健康状况好的老年人，自评身体健康非常差的老年人感到孤独的比例是63.0%（经常21.8%，有时41.2%），而自评身体健康非常好的老年人感到孤独的比例是14.8%（经常2.4%，有时12.4%）。自评经济状况差的老年人感到孤独的比例高于自评经济状况好的老年人，高达68.0%（经常26.9%，有时41.1%）的自评经济非常困难的老年人感到孤独，只有13.2%（经常2.7%，有时10.5%）的自评经济非常宽裕的老年人感到孤独。①

老年人的主观幸福感是指老年人对其生活质量做出的情感性和认知性的整体评价。关于这一指标，2013年中国南北方老年人健康状况调查显示，被调查的老人中有超过六成的人觉得自己和年轻时

---

① 冀云：《中国城乡老年人精神文化生活状况分析》，载党俊武《中国城乡老年人生活状况调查报告（2018）》，社会科学文献出版社2018年版，第398—403页。

一样幸福。① 第四次中国城乡老年人生活状况抽样调查结果也表明，有16.4%的老年人回答"非常幸福"，有44.5%的老年人回答"比较幸福"，这意味着共有60.9%的老年人感到幸福，这较之于2000年的48.8%提升了12.1个百分点。② 在老年人的主观幸福感问题上，同样受到性别、城乡、地域、年龄、文化程度、婚姻状况、居住方式、身体健康状况、经济状况等因素的影响。第四次中国城乡老年人的主观幸福感调查数据显示，男性老年人的主观幸福感强于女性老年人。男性老年人中感到幸福的占61.7%，感到不幸福的占6.1%，而女性老年人中感到幸福的占60.2%，感到不幸福的占6.8%。城市老年人的主观幸福感强于农村老年人。67.2%的城市女性老年人感到幸福，而农村女性老年人中感到幸福的只占52.3%；城市女性老年人中感到不幸福的占4.7%，而农村女性老年人中感到不幸福的高达9.1%；69.1%的城市男性老年人感到幸福，而农村男性老年人中只有53.8%的人感到幸福；城市男性老年人中感到不幸福的为3.9%，而农村男性老年人中有8.3%的人感到不幸福。不同地域的老年人其主观幸福感也不一样。虽然老年人的主观幸福感与其所在地区的经济发达程度并非完全一致或一一对应的正向关系（例如我国西藏地区虽然经济落后，但其老年人的主观幸福感却雄踞全国第一，其比例高达84.3%），但是总体上北京、天津、上海、浙江等发达地区的老年人的主观幸福感强于贵州、广西、云南等落后地区的老年人。低龄老年人的主观幸福感强于高龄老年人。就感到幸福的老年人的比例而言，60—64岁感到幸福的老年人比例为62.3%，65—69岁感到幸福的老年人比例为

---

① "珠海市人口老龄化现况调查及对策研究"课题组、"中国老龄人口健康问题与对策研究"课题组：《中国南北方老年人健康状况调查与分析——以广东省珠海市和吉林省长春、四平两市为例》，《人口学刊》2016年第1期。

② 冀云：《中国城乡老年人精神文化生活状况分析》，载党俊武《中国城乡老年人生活状况调查报告（2018）》，社会科学文献出版社2018年版，第411页。

61.7%，70—74 岁感到幸福的老年人比例为 60.8%，75—79 岁感到幸福的老年人比例为 59.3%，80—84 岁为 59.0%，85 岁该比例及以上为 55.7%；就感到不幸福的老年人的比例而言，60—64 岁该比例为 5.8%，65—69 岁该比例为 6.1%，70—74 岁该比例为 6.8%，75—79 岁该比例为 7.2%，80—84 岁该比例为 7.4%，85 岁及以上该比例为 7.6%。文化程度高的老年人的主观幸福感强于文化程度低的老年人。就感到幸福的老年人的比例而言，未上过学的感到非常幸福的老年人占 12.2%，感到比较幸福的老年人占 39.9%，两者合计比例为 52.1%；小学学历的感到非常幸福的老年人占 14.7%，感到比较幸福的老年人占 44.5%，两者合计为 59.2%；初中学历的感到非常幸福的老年人比例为 20.7%，感到比较幸福的老年人占 48.1%，两者合计为 68.8%；高中/中专/职高学历的感到非常幸福的老年人占 26.7%，感到比较幸福的老年人占 49.8%，两者合计为 76.5%；大学专科学历的感到非常幸福的老年人比例为 31.8%，感到比较幸福的老年人占 51.2%，两者合计为 83.0%；大学本科及以上学历的感到非常幸福的老年人占 28.1%，感到比较幸福的老年人占 55.9%，两者合计为 84.0%。就感到不幸福的老年人的比例而言，未上过学的感到比较不幸福的老年人占 7.8%，感到非常不幸福的老年人占 2.2%，两者合计为 10.0%；小学学历的感到比较不幸福的老年人占 5.0%，感到非常不幸福的老年人占 1.2%，两者合计为 6.2%；初中学历的感到比较不幸福的老年人占 3.1%，感到非常不幸福的老年人占 0.8%，两者合计为 3.9%；高中/中专/职高学历的感到比较不幸福的老年人占 1.8%，感到非常不幸福的老年人占 0.5%，两者合计为 2.3%；大学专科学历的感到比较不幸福的老年人占 0.9%，感到非常不幸福的老年人占 0.2%，两者合计为 1.1%；大学本科及以上学历的感到比较不幸福的老年人占 1.0%，感到非常不幸福的老年人占

0.1%，两者合计为1.1%。有配偶的老年人主观幸福感强于没有配偶的老年人，其中65.6%的有配偶的老年人感到幸福，50.8%的丧偶老年人感到幸福，44.1%的离婚的老年人感到幸福，25.7%的从未结婚的老年人感到幸福。空巢老年人的主观幸福感高于其他居住方式的老年人，其中66.5%的空巢老年人感到幸福，61.3%的与子女共居的老年人感到幸福，44.0%的独居老年人感到幸福。自评身体健康好的老年人的主观幸福感强于自评身体健康差的老年人，高达88.9%的自评身体健康非常好的老年人感到幸福，只有33.0%的自评身体健康非常差的老年人感到幸福。经济状况宽裕的老年人的主观幸福感强于经济状况困难的老年人，高达96.9%的自评经济状况非常宽裕的老年人感到幸福，只有21.7%的自评经济状况非常困难的老年人感到幸福。与之相应，只有0.4%的自评经济非常宽裕的老年人感到不幸福，而高达40.4%的自评经济非常困难的老年人感到不幸福。[①]

除了主观幸福感之外，我国老年人的生活满意度和老年抑郁等指标也能反映其心理健康状况。就生活满意度而言，中国南北方老年人健康状况调查结果表明，绝大多数老年人对自我生活基本满意且具有积极向上的生活态度。[②]就老年抑郁而言，有关研究对2000年—2010年期间中国老年人抑郁患病率予以Meta分析之后发现，我国老年人抑郁症状的合并患病率为22.6%，且农村地区的患病率高于城市地区，中西部地区的患病率高于东部地区，女性老年人的患病率高于男性老年人，文化程度低的老年人的患病率高于文化程

---

① 冀云：《中国城乡老年人精神文化生活状况分析》，载党俊武《中国城乡老年人生活状况调查报告（2018）》，社会科学文献出版社2018年版，第404—408页。

② "珠海市人口老龄化现况调查及对策研究"课题组、"中国老龄人口健康问题与对策研究"课题组：《中国南北方老年人健康状况调查与分析——以广东省珠海市和吉林省长春、四平两市为例》，《人口学刊》2016年第1期。

度高的老年人。① 另一项研究则对 2010 年—2019 年期间中国老年人抑郁症患病率予以 Meta 分析之后表明，中国老年人抑郁症患病率为 25.55%，该研究也显示女性患病率高于男性以及农村患病率高于城市，同时显示北方患病率高于南方。② 北京大学国家发展研究院发布的 2015 年中国健康与养老追踪调查项目（China Health and Retirement Longitudinal Survey，CHARLS）研究报告显示，被调查的老年人中患有程度较高的抑郁症状的比例高达 33.1%。③ 这些研究一致表明我国老年人抑郁症患病率较高，需要对此予以更多关注，并给予老年人更多心理干预。

从上述指标情况来看，当前我国老年人的主观幸福感较之过去有了较大的提升，而且绝大多数老年人对于自己的生活表示满意，这说明我国积极应对人口老龄化和全面推进老龄事业发展已经取得了初步成效，老年人的生活得到了显著改善，其心理健康状况也就相应得到了改进。然而，在肯定成效的同时，亦不容忽视我国老年人的心理健康依然存在一些问题：一是近年来我国老年性痴呆患病率、阿尔茨海默病患病率、老年人轻度认知功能障碍患病率和中重度认知功能障碍患病率都呈现出递增的趋势，这反映了老年人认知功能退化问题日益严重；二是我国老年抑郁患病率的情况不容乐观，世界卫生组织早就推论，至 2020 年抑郁症将成为继癌症之后的人类健康新杀手，在自杀和企图自杀的老年人中，有 50%—70% 的人继发于老年抑郁；④ 三是我国老年人的各项心理健康指标都存

---

① 张玲、徐勇、聂洪伟：《2000~2010 年中国老年人抑郁患病率的 meta 分析》，《中国老年学杂志》2011 年第 17 期。

② 荣健、戈艳红、孟娜娜、谢婷婷、丁宏：《2010~2019 年中国老年人抑郁症患病率的 Meta 分析》，《中国循证医学杂志》2020 年第 1 期。

③ 孙文文：《北大国发院养老研究报告：三成老人有抑郁症状》，http://econ.cssn.cn/dy-bg/gqdy_sh/201610/t20161021_3244380.shtml，2020 年 7 月 11 日。

④ 陈立新、姚远：《老年人心理健康影响因素的调查研究——从人格特征与应对方式二因素分析》，《市场与人口分析》2006 年第 2 期。

在性别差异、城乡差异、区域差异、教育程度差异、居住方式差异、婚姻状况差异、经济水平差异等问题，这不仅说明老年人的心理健康受制于各种社会经济因素，同时表明老年人的心理健康领域也存在不平等现象。另外，老年人的身体健康状况直接影响其孤独感、幸福感等心理感受，这再次证明身心之间的密切联系。老年人的心理问题并不完全由个人因素引起的，同时也与我国社会发展中出现的一些社会问题密切相关。社会问题与老年人心理问题存在相互作用的关系：一方面，某些社会问题引发老年人的心理疾患；另一方面，老年人的心理疾患又会导致社会问题的产生。正因如此，老年人的心理健康也需要得到人们的关注。

### 三 我国老年人口的社会健康现状

作为健康的重要组成部分，社会健康对于老年人同样意义重大。以社会健康的两个重要指标社会支持和社会参与为例，相关研究表明，良好的社会支持有助于增进老年人的身心健康和生活满意度，提高老年人的生活质量，促进健康老龄化目标的实现。[①] 另有研究表明，老年人的社会参与对提升其生活满意度有显著的积极影响。[②] 反映老年人社会健康状况的指标不仅应有社会支持和社会参与，老年人的经济状况、家庭关系等指标也是衡量老年人的社会适应性是否完好的重要指标，以下从老年人的经济状况、社会参与、社会支持和家庭关系这四个方面来揭示我国老年人的社会健康现状。

老年人的经济状况包括收入、支出、社会保障、贫困以及与老

---

① 参见庞宝华《陕北地区老年人的社会支持状况及其影响因素》，《中国老年学杂志》2015 年第 5 期；贺寨平：《社会经济地位、社会支持网与农村老年人身心状况》，《中国社会科学》2002 年第 3 期；李建新：《老年人口生活质量与社会支持的关系研究》，《人口研究》2007 年第 3 期。

② 成红磊：《社会参与对老年人生活满意度的影响》，《老龄科学研究》2016 年第 5 期。

年人有关的社会福利和社会救助。① 老年人的经济状况不仅直接影响其生活质量，而且关系到全面建成小康社会目标的实现。基于老年人的收入是其经济状况中最重要的组成部分这一现状，我们可以从我国老年人的收入状况中了解其大致的经济现状。这些年来，随着国家经济的稳步发展，我国城乡老年人的收入普通实现了平稳增长。第四次中国城乡老年人生活状况抽样调查结果表明，2014 年我国城市老年人平均收入为 23930 元，是 2000 年的 3. 24 倍，根据可比价格计算，年均实际增长 5. 86%；农村老年人平均收入 7621 元，是 2000 年的 4. 62 倍，根据可比价格计算，年均实际增长 9. 06%，农村老年人收入增长速度显然快于城市老年人。② 正因如此，我国城乡老年人收入差距在不断缩小，2000 年城市老年人收入是农村老年人的 4. 48 倍，2014 年下降到 3. 14 倍。虽然城乡老年人的收入在近年来都实现了增长，但是他们的收入都低于同期城乡居民收入水平。2014 年，我国城市老年人收入只相当于同期城市居民人均可支配收入的 82.9% 和同期城市单位在岗职工平均工资的 41.7%，我国农村老年人收入仅相当于同期农村居民人均可支配收入的 72.7%。城乡老年人收入差距始终大于同期我国城乡居民收入差距，前者在 2000 年为 4. 48 倍，2004 年为 4. 02 倍，2010 年为 3. 76 倍，2014 年为 3. 14 倍；后者在 2000 年为 2. 79 倍，2004 年为 3. 28 倍，2010 年为 3. 23 倍，2014 年为 2. 92 倍。③ 另外，从收入结构的角度，我国城市老年人以保障性收入为主，农村老年人收入来源却更加多元化。值得一提的是，我国老年人的收入状况不只存在城乡

① 张恺悌、郭平主编：《中国人口老龄化与老年人状况蓝皮书》，中国社会出版社 2009 年版，第 80 页。
② 杨晓奇、王莉莉、董彭滔：《我国城乡老年人收入和消费状况》，载党俊武《中国城乡老年人生活状况调查报告（2018）》，社会科学文献出版社 2018 年版，第 169 页。
③ 杨晓奇、王莉莉、董彭滔：《我国城乡老年人收入和消费状况》，载党俊武《中国城乡老年人生活状况调查报告（2018）》，社会科学文献出版社 2018 年版，第 169—171 页。

差异，还存在性别差异、年龄差异、文化程度差异、自理能力差异、地区差异。第四次中国城乡老年人生活状况抽样调查结果对此予以证实：首先，男性老年人收入普遍高于女性老年人。2014 年我国城市男性老年人平均收入为 29570 元，而女性老年人平均收入为 18980 元，后者是前者的 64%；同年农村男性老年人平均收入为 9666 元，而女性老年人平均收入为 5664 元，后者是前者的 59%。其次，受教育程度越高的老年人其收入越高。2014 年，我国城市受过高等教育的老年人的平均收入为 63464 元，受过中等教育的老年人的平均收入为 40456 元，受过初等教育的老年人的平均收入为 21518 元，而未上过学的老年人的平均收入为 11563 元；同年，我国农村受过高等教育的老年人的平均收入为 33799 元，受过中等教育的老年人的平均收入为 17097 元，受过初等教育的老年人的平均收入为 8528 元，未上过学的老年人的平均收入为 5558 元。其次，具有自理能力的老年人的收入普遍高于失能老年人的收入。2014 年，我国城市完全自理的老年人的平均收入为 24372 元，完全失能老年人的平均收入为 20189 元，部分失能老年人平均收入为 18217 元；农村完全自理的老年人收入是 8028 元，完全失能老年人的平均收入为 5176 元，部分失能老年人平均收入为 4847 元。最后，东部地区老年人的收入高于中西部地区的老年人。就城市老年人的收入而言，2014 年东部城市老年人平均收入最高，为 27235 元，中部城市老年人平均收入最低，仅为 18923 元，后者相当于前者的 70%；就农村老年人的收入而言，2014 年东部农村老年人平均收入最高，为 9794 元，西部农村老年人平均收入最低，为 6340 元，后者相当于前者的 65%。[1]

老年人的社会参与主要包括老年公益活动、老年协会和社区政

---

[1]　杨晓奇、王莉莉、董彭滔：《我国城乡老年人收入和消费状况》，载党俊武《中国城乡老年人生活状况调查报告（2018）》，社会科学文献出版社 2018 年版，第 172—176 页。

治参与这三大类型。社会参与是我国法律赋予老年人的基本权利，老年人社会参与不仅有利于老年人的个人发展，而且有利于促进社会经济进步。近年来，在国家经济发展、社会保障制度完善、积极老龄化思潮扩张以及老年人群体受教育程度的提高等因素的影响之下，我国老年人社会参与的意愿和能力不断增强。第四次中国城乡老年人生活状况抽样调查结果表明，在老年公益方面，我国城乡老年人参与公益活动较为活跃，全国有 45.63% 的老年人参与了公益活动；在老年协会活动方面，全国范围内有 76.71% 的老年人对老年协会组织的活动非常满意和比较满意，仅 1.83% 的老年人表示不满意和非常不满意；在社区政治参与方面，全国范围内有 65.68% 的老年人参加了最近一次的社区选举，仅有 34.32% 的老年人未参加最近一次的社区选举；71.5% 的老年人愿意帮助有困难的老年人，73.0% 的老年人关心国家大事。[①] 老年人的社会参与同样存在城乡差异、性别差异、年龄差异、身体健康差异、受教育程度差异、婚姻状况差异、区域差异等问题。以老年人参与公益活动为例，农村老年人参与公益活动的比例高于城市老年人，前者为 48.21%，后者为 43.26%。就公益活动具体内容而言，农村老年人更热衷于参加帮助邻里等公益活动，城市老年人在维护社区治安、维护社区卫生环境、参加文化科技推广活动方面的参与比例高于农村老年人。男性老年人参与公益活动的比例高于女性老年人，前者为 48.89%，后者为 42.65%。年龄小的老年人参与公益活动的比例高于年龄大的老年人，60—69 岁年龄组的老年人有超过五成的人参加了公益活动，高于 80 岁及以上年龄组的老年人 30 个百分点。身体健康状况越好的老年人参与公益活动的比例越高，以帮助邻里为例，身体健康状况非常好的老年人的参与比例为 42.03%，

---

① 胡宏伟、袁水苹、郑翩翩：《中国城乡老年人社会参与状况分析》，载党俊武《中国城乡老年人生活状况调查报告（2018）》，社会科学文献出版社 2018 年版，第 274—319 页。

高于身体健康状况非常差的老年人 23.93 个百分点。文化程度越高的老年人参与公益活动组织的比例越高，大学专科学历的老年人参与比例为 31.67%，高于未上过学的老年人 26.34 个百分点。仅与配偶居住的老年人参与公益活动的比例高于单独居住的老年人，前者为 48.02%，后者为 38.5%。不同地区老年人参加公益活动总体比例存在差异，四川省老年人参与公益活动的总体比例最高，其比例为 59.97%，高出参与比例最低的吉林省 32.26 个百分点。[①]

　　老年人的社会支持是指运用社会网络中的诸如物质性和精神性相关资源对老年人进行援助的一种选择性社会行为。[②] 良好的社会支持在一定程度上改善了老年人的生活质量，从而有利于老年人的身心健康。根据其来源，社会支持可分为正式支持和非正式支持。根据其内容，社会支持可分为经济支持、生活照料和精神慰藉。2010 年"中国家庭追踪调查"（Chinese Family Panel Studies，CFPS）数据表明，对于被调查的 7040 位老年人而言，经济支持方面，家人和亲友仍然是老年人最重要的经济支持来源，支持频率为 28.3%，资助金额为 4045 元；而政府或工作单位对老年人的支持频率为 13.6%，资助金额为 1104 元；村委会对老年人的支持频率为 5.9%，资助金额为 538 元，这说明非正式社会支持对于老年人起着更大的作用。该调查显示，最近 6 个月有 30.5% 的老年人从子女处获得经济帮助，同时有近 10% 的老年人为子女提供经济帮助。老年人需要找人借数额不小的现金时，儿子摆在首位（26.8%），其他亲属次之（19.3%），女儿最次（10.6%），也有 26.8% 的老年人表示找不到人借钱。另外，调查对象中有 877 人曾经在过去的

---

① 胡宏伟、袁水苹、郑翩翩：《中国城乡老年人社会参与状况分析》，载党俊武《中国城乡老年人生活状况调查报告（2018）》，社会科学文献出版社 2018 年版，第 275—280 页。

② 张恺悌、郭平主编：《中国人口老龄化与老年人状况蓝皮书》，中国社会出版社 2009 年版，第 289 页。

一年中住过院，在自付的住院费中，由本人和配偶所支付的比例最高（58.6%），儿子次之（28.2%），女儿最次（6%）。生活照料方面，最近6个月，子女为老人料理家务的比例为23.8%，照看老人的比例为34.3%。当老人遇到日常生活中的小麻烦时，找配偶解决的占32.2%，找儿子解决的占25%，找女儿解决的占6.2%，找邻居解决的占4.3%，找其他亲属解决的占5.6%，找儿媳妇解决的占1.7%，找社会工作者解决的占0.8%，找不到任何人可以帮忙解决的占19.5%。当老年人生病需要照料时，首先找配偶来照料的占46.3%，找儿子照料的占26.2%，找女儿来照顾的占10.8%，找其他亲属来照料的占3.6%，找儿媳妇来照料的占5.2%，找邻居照顾的占0.8%。精神慰藉方面，当老人心情苦闷、有心事或想法的时候，跟配偶倾诉的占46.9%，跟子女诉说的占17.8%，跟邻居、其他亲属、朋友、同事等人诉说的占16.3%，无人可以倾诉的占18.4%。另外，调查中67.6%的老年人表示没有无话不说的人，对于具备无话不说的对象的老年人而言，该对象为配偶的占52.32%，为子女的占16.45%。显然，在精神慰藉中，配偶的作用最大。需要指出的是，这次调查显示老年人的社会支持也存在城乡差异。例如，在经济支持方面，农村老年人从子女处得到的经济帮助的比例高于城市老年人，前者为34.2%，后者为23.1%。在生活照料方面，对于城市老年人而言，儿子和女儿作为照料资源差别不大，前者照料老人的比例为20%，后者照料老人的比例为15%。对于农村老年人而言这两者有显著差别，农村老年人依赖儿子照料的比例（29%）远高于依赖女儿照料的比例（8.8%）。①

家庭关系是我国老年人生活内容的重要组成部分，和睦的家庭关系不仅有利于老年人的身心健康，而且有利于促进我国社会和

---

① 丁华：《老年人社会支持网络——基于2010年"中国家庭追踪调查"数据》，《中国老年学杂志》2015年第2期。

谐、国家发展和民族进步。老年人的家庭关系现状可从代际互动、老年人的家庭地位、居住意愿和孝顺评价这三个方面来揭示。第四次中国城乡老年人生活状况抽样调查结果显示，在代际互动方面，我国存在四大特征：其一，老年父母对子女的付出高于子女对父母的付出。我国有30.7%的老年人其子女经济困难，其中34.7%的老年人会为这些经济困难的子女提供经济支持。另外，有65.0%的老年人会为子女提供包括帮忙照看家、做家务、照顾孙子女、做农活等在内的生活帮助。其二，年龄越大、身体健康状况越差的老年人与子女互动越少。在60—64岁老年人中有41.6%的人为困难子女提供经济支持，77.1%的人为子女提供生活帮助，在85岁及以上老年人中有24.2%的人为困难子女提供经济支持，32.4%的人为子女提供生活帮助。其三，受教育水平越高的老年人，代际互动越频繁、关系越紧密、家庭关系越和谐。在子女有经济困难的时候，文化程度越高的老年人给子女提供经济支持的比例越高，其中大专及以上学历的老年人给经济困难子女提供经济支持的比例为77.3%。而未上过学老年人给其子女提供经济支持的比例为23.4%，前者是后者的3倍多。其四，经济非常困难的老年人与子女互动最少、关系疏远。其中经济非常宽裕的老年人给子女提供经济支持的比例高达45.5%，外省子女探望父母频率每年4次以上的比例为17.2%，而经济非常困难的老年人给子女提供经济支持的比例仅为25.7%，外省子女探望父母频率每年4次以上比例为5.3%。在老年人的家庭地位方面，我国老年人的协商型家庭关系明显增加，2015年为37.3%，高出2000年33.3个百分点；女性老年人听从型比例更高，为20.9%，高于男性老年人8.9个百分点；伴随年龄的增加、身体健康状况的变差，老年人听从型比例明显提高，60—64岁老年人听从型比例仅为8.3%，85岁及以上老年人听从型比例高达45.2%，身体健康状况非常好的老年人听从型比例仅

为 9.0%，而身体健康状况非常差的老年人听从型比例上升为
29.2%；伴随受教育水平和经济水平的提高，老年人协商型比例明
显增加，未上过学的老年人协商型比例为 26.5%，而大学专科及以
上老年人协商型的比例高达 60.3%。在居住意愿和孝顺评价方面，
我国有 56.4% 的老年人愿意与子女同住，高出 2000 年 2.0 个百分
点；老年人认为子女孝顺的比例明显提高，2015 年该比例为
81.4%，高出 2000 年 5.2 个百分点；女性老年人愿意与子女同住
和认为子女孝顺的比例更高，前者为 58.5%，比男性老年人高出
4.5 个百分点，后者为 81.9%，高出男性 1 个百分点；60—64 岁和
80 岁及以上老年人与子女同住的意愿相对更强，前者为 59.3%，
后者为 67.4%；身体健康状况非常差的老年人认为子女孝顺的比例
最低，为 73.0%；受教育程度高、经济水平高的老年人与子女同住
意愿低，但是认为子女孝顺的比例高，其中大学专科及以上老年人
愿意与子女同住的比例为 42.9%，认为子女孝顺的比例高达
92.2%，而未上过学的老年人愿意与子女同住的比例高达 60.9%，
认为子女孝顺的比例为 77.3%。①

通过上述指标，可知近年来我国老年人的经济收入得到稳步增
长，社会参与的意愿和能力有所增强，家庭关系比以前更为和睦，
这都是我国推行积极老龄化理念的成效体现。在充分肯定我国老年
人社会适应性增强的同时，我们还应看到这一领域中存在的一些问
题：一是我国城乡老年人的收入普遍低于同期城乡居民收入水平，
老年人显然是经济领域中的弱势群体；二是从各项指标存在的城乡
差异、性别差异、地区差异、受教育程度差异、身体健康差异，可
知老年人的社会健康同样受制于社会环境和自身因素，并存在不平
等现象；三是我国老年人更多地受益于非正式支持，这反映出我国

---

① 刘妮娜：《中国城乡老年人的基本情况及家庭关系》，载党俊武《中国城乡老年人生活
状况调查报告（2018）》，社会科学文献出版社 2018 年版，第 85—97 页。

对于老年人的正式支持亦即制度性支持力度不够；四是我国老年人的社会支持尤其是精神慰藉状况令人担忧。我国学者王记文曾运用老年人综合健康指数对中国老年社会追踪调查（China Longitudinal Aging Social Survey，CLASS）2014 年基线数据予以分析后发现，我国老年人身体健康指数最高，而社会适应性指数最低。① 基于社会健康与身心健康之间的互为因果的关系，我国在重视老年人身心健康的同时，还应多加关注老年人的社会适应性，实现三者的均衡发展。

## 第三节　老年健康伦理研究的价值依据

虽然近年来我国老年人的健康状况总体上有了改进，但依然存在一些问题。如何进一步改进我国老年人的健康状况，这不仅需要从医学、生理学、心理学和社会学等学科的角度对其进行研究，同时也需要引进伦理学研究的视角。事实上，无论是老年健康的本质，还是老年健康学研究的性质及特点，以及老年健康在老年型社会中的战略地位，都需要我们将老年健康与伦理结合起来研究，从伦理学的视角对老年健康予以研究。这三者可谓老年健康伦理研究的价值依据。此外，在老年健康的研究和发展历程中，伦理研究视角的介入和引进有着重要的意义，它不仅有助于解决老年健康实践中的各种社会问题，而且能为老年健康的发展提供价值引导。

### 一　老年健康的"善"的本质

从伦理学的视角对老年健康进行研究，这首先是由老年健康的本质所决定的，这一本质就是"善"。"善"从其词源来看，与

---

① 王记文：《构建中国老年人综合健康指数》，《中国人口报》2016 年 11 月 21 日第 3 版。

"义""美"同义，也就是"好"的意思。《说文解字》释曰：
"善，吉也，从言从羊，此与义、美同意。"《牛津英语辞典》也持
"善"乃"好"的意思："善（Good）……表示赞扬的最一般的形
容词，它意指在很大或至少令人满意的程度上存在这样一些特性，
这些特性或者本身值得赞美，或者对于某种目的来说有益。"非语
言学类文章作为伦理学的核心范畴，"善"自然受到古今中外伦理
学家们的关注，他们纷纷对"善"予以界定。例如，孟子认为：
"可欲之谓善。"（《孟子·尽心》）亚里士多德亦云："善的定义揭
示的是，具有自身由于自身而值得向往的这类性质的东西，都是一
般的善。"① 斯宾诺莎对"善"的定义是："所谓善是指我们确知对
我们有用的东西而言。"② 罗素根据先哲们对"善"的解释将"善"
总结为："由此可见，善的定义必须出自愿望。我认为，当一个事
物满足了愿望时，它就是善的。或者更确切些说，我们可以将善定
义为愿望的满足。"③ 冯友兰直截了当地说："所谓善恶，即是所谓
好坏。"④ 德国哲学家施太格缪勒（Wolfgang Stegmüller）亦言："肯
定的价值的承担者，就是善。"⑤ 从古今中外伦理学家们关于"善"
的界定中，我们可以得出两点结论：一是"善"的定义与其词源含
义完全相同，它与"好""正价值"是同一概念；二是"善"乃欲
望的满足。具体而言，所谓善就是能够满足主体需要、实现主体欲
望、符合主体目的的客体属性，也就是能够给主体带来利益或快乐
的东西。⑥ 正如斯宾诺莎所言："所谓善或恶是指对于我们的存在的

---

① ［古希腊］亚里士多德：《亚里士多德全集》第八卷，苗力田等译，中国人民大学出版
社1992年版，第244页。

② ［荷］斯宾诺莎：《伦理学》，贺麟译，商务印书馆1962年版，第157页。

③ ［英］罗素：《伦理学和政治学中的人类社会》，肖巍译，中国社会科学出版社1992年
版，第66页。

④ 冯友兰：《三松堂全集》，河南人民出版社1986年版，第91页。

⑤ ［德］施太格缪勒：《当代哲学主流》，王炳文等译，商务印书馆1989年版，第329页。

⑥ 王海明：《新伦理学》，商务印书馆2001年版，第38页。

保持有补益或有阻碍之物而言，这就是说，是指对于我们的活动力量足以增加或减少，助长或阻碍之物而言。因此，只要我们感觉到任何事物使得我们快乐或痛苦，我们便称那物为善或为恶。"①

那么，"善"是否只意味着快乐、利益、幸福呢？事实上，道德善亦即正当（Right）也是"善"的重要组成部分。道德善是人的行为及其品德的善，也就是德性。众所周知，人之所以为人在于其社会属性而非自然属性。作为万物之灵和理性存在的人，他还应追求高贵的尊严和灵魂的升华，仅有快乐还不能衬托出人的高贵性和卓越性。基于此，人类所追求的"善"的主要内容不能只是对人的自然性欲求的满足，还应包含对人的德性的要求，否则人无异于动物。正因如此，以康德为代表的道义论者甚至觉得德性应成为"善"的首要因素："单是幸福对于我们的理性来说还远不是完整的善。这种幸福，如果不是与配得上幸福即与道德的善结合起来，理性是不赞同它的（不管爱好是多么希望得到它）。"② 事实上，如同快乐和幸福，道德善亦即正当也能满足主体的欲望、需要和目的，只不过它的主体是一种特殊的主体——社会。道德善与善就是种与属、个别与一般的关系，即如德国哲学家石里克（Friedrich Albert Moritz Schlick）所言："道德上的善只是更一般的善的特殊情形。"③ 至此，我们可以将"善"的具体内涵主要归结为两个方面：一是快乐或幸福；二是道德善或曰德性。

老年健康的本质就是"善"。作为不仅是老年人甚至是整个社会成员（因为每个人都不可避免地老去）的伦理价值追求，老年健康首先意味着快乐和利益。对老年人而言，健康不仅使得其身心愉悦而且还能减少其健康支出，提升其劳动参与率（因为健康也是人

---

① ［荷］斯宾诺莎：《伦理学》，贺麟译，商务印书馆 1962 年版，第 165 页。
② ［德］康德：《康德三大批判合集》（上），邓晓芒译，人民出版社 2009 年版，第 537 页。
③ ［德］石里克：《伦理学问题》，张国珍、赵又春译，商务印书馆 1997 年版，第 22 页。

力资本的重要组成部分），使其创造更多的财富，为家庭和社会做出更大的贡献。对老年人的家庭而言，老年人的健康不仅能极大地缓解家庭的照顾压力，而且有益于改善其子女的健康。① 如此一来，老年人的家庭成员的赡养负担大为减轻，他们也就有了更多的参与工作的机会。对于社会而言，老年人的健康可以提高劳动力水平，减少养老金支出，降低医疗保险费用，促进和谐社会的构建。② 显然，老年健康给相关主体带来了诸多快乐和利益，极大地满足了人们的需要，因而作为一种"善"为人们所追求和向往。正如我国学者王海明所言："健康长寿能够产生很多善的结果，如更多的成就、更多的快乐等等。但是，即使没有这些善结果，仅仅健康长寿自身就是可欲的，就是人们追求的目的，就是善。"③

老年健康不仅体现为利益和快乐，它还体现为道德善或正当。在现代社会，老年健康不仅意味着制度的伦理正当性，而且意味着与老年健康相关的每一位主体的道德品格性。如上所述，老年健康不仅关系到每一位老年人的切身利益，而且影响其家庭甚至整个社会的发展。老年健康是一项代表所有社会成员利益的社会群体性事业，这就需要制度来对其加以保证，使其能够真正惠及每一位老年人及其相关主体。由于老年健康受到各种社会经济因素的影响，因此，与老年健康相关的制度不仅有医疗制度和社会保障制度，还有经济制度、人口政策、教育制度等制度等。为了确保老年健康的实现，对于所有与之相关的制度，我们都需要始终对其进行反思和追问：它们具备伦理正当性吗？虽然在不同的历史条件下制度的伦理

---

① Coe, N. B. & Van Houtven, C. H. , "Caring for Mom and Neglecting Yourself? The Health Effects of Caring for an Elderly Parent", *Health Economics*, Vol. 18, No. 9, May 2009, pp. 991 – 1010.

② 王俊：《老年人健康的跨学科研究——从自然科学到社会科学》，北京大学出版社 2011 年版，第 11—14 页。

③ 王海明：《新伦理学》，商务印书馆 2001 年版，第 32 页。

正当性有着不同的内涵，但是无论古今中外公正与正义（尽管公正和正义的价值尺度和具体评价标准也在不断发展，但是给予每一个人其应得的部分是公正和正义亘古不变的基本内涵）始终是制度的基本价值取向。我国尤其强调这一点，因为社会主义制度终极价值目标之一就是最大限度地实现社会平等，这里的社会平等是指人们在争取、获得和享用地位、身份、机会和运气的过程中形成的算数比例关系和几何比例关系，① 亦即社会公正。只有合乎公正和正义这一价值目标，与老年健康相关的制度才具备伦理正当性，它们也才能够切实保障老年健康目标的实现。以与老年健康紧密相关的医疗保险制度为例，如果这一制度有失公正而一味向年轻一代倾斜，老年人何以解决其庞大的医疗费用？ 老有所依又何以可能？ 显然，老年健康需要制度的伦理正当性对其加以支撑和保障，尤其在现代社会，这一点更为突出。因此，老年健康意味着制度的伦理正当性，这种伦理正当性就是道德善。

除了需要各种制度作为保障之外，老年健康实践还需要所有与之相关的行为主体优良的道德品格对其加以保障，这里面的行为主体不仅包括老年人自身，还有老年人的家人、医务人员、看护者、志愿者、相关制度制定者等相关人员。既然老年健康事关老年人及其家庭乃至整个社会的发展，那么不仅是老年人自身，所有与之相关的所有行为主体对于老年健康都应该负有责任和义务。那么，究竟该如何培养这种责任感和使命感呢？ 这就需要对人们提出相应的伦理要求，而这些要求从形式上又会表现为各种伦理原则与规范。这些原则与规范要真正起作用的话，需要人们对其加以接受和认同，而接受和认同的结果则是将这些伦理原则和规范内化为所有相关主体的道德品格。这种道德品格既有可能表现为老年人的自律和

① 徐珍：《社会平等：内部构成、复杂性及其实现方式》，《齐鲁学刊》2019 年第 2 期。

审慎，也有可能表现为人们对老年人的理解与尊重。正是有了这种道德品格老年人作为健康领域中的弱势群体才能得到社会的重视与关心，老年人的身心健康才能得以真正实现。就此而言，与之相关的行为主体的道德品格铸就了老年健康。换而言之，老年健康在很大程度上意味着德性，也就是道德善。

既然老年健康的本质就是"善"，而"善"又是古今中外一切伦理学派和一切伦理学家普遍关注的问题，以至于众多哲学家认为伦理学就是关于善恶的科学。例如，英国近代哲学家霍布斯（Thomas Hobbes）曾言："道德哲学不外是人类社会和生存中关于善与恶的科学。"① 美国当代伦理学家弗兰克·梯利（Frank Thilly）亦曰："伦理学现在可以被大致地定义为有关善恶的科学。"② 我国当代著名伦理学学者魏英敏也认为善恶问题是伦理学的基本问题："伦理学是以道德为对象的科学。那么道德中特殊性的矛盾是什么呢？我认为是善与恶的矛盾。善恶问题，是道德的特殊矛盾，也是伦理学的基本问题。"③ 因此，作为研究"善"的科学，伦理学对老年健康的分析可谓应有之义。这种伦理分析是整个科学体系对老年健康研究中不可或缺的一部分，它不仅向世人昭示了老年健康作为一种快乐和幸福而存在的价值和意义，更为重要的是，通过伦理分析我们可以探索如何建立一种更为优良的制度体系和道德准则以及如何培养人们的德性，从而帮助更多的老年人得到健康这种"善"。正是在这个意义上，我们认为老年健康的"善"的本质是老年健康伦理研究的价值依据之一。

---

① 周辅成：《西方伦理学名著选辑》（上卷），商务印书馆1964年版，第971页。
② ［美］弗兰克·梯利：《伦理学概论》，何怀宏译，中国人民大学出版社1987年版，第8页。
③ 魏英敏：《伦理学基本问题之我见》，《伦理学与精神文明》1984年第4期。

## 二　老年健康的跨学科研究趋势

伦理学介入到老年健康领域中不仅为老年健康的本质所决定，同时也是现代社会老年健康跨学科研究趋势的需要。在现代社会，老年健康研究之所以出现跨学科发展趋势源于老年健康学研究的交叉性，而老年健康学研究的交叉性又是老年健康这一概念动态发展的结果。

如前所述，健康是一个动态发展的概念。就其内涵而言，人类社会发展至今，健康的含义从过去仅仅表示人没有疾病的生理状态发展到现代社会强调人的生理、心理和社会适应三个方面都处于完好状态。就其外延而言，健康从过去的纯生理健康发展到现代社会的包括生理健康、心理健康和社会健康在内的综合体系。在现代社会，健康已经不再是纯粹的生物医学问题，它从一个医学概念发展为一个多维概念。世界各国的研究表明，人类不同个体和群体在健康和寿命上存在的差异是由社会行为、环境、遗传等多种因素交互作用所决定的。老年健康与老年人个体的社会经济特征、生活方式、行为习惯、心理状况等因素密切相联。[①] 对此，前文中关于我国老年人健康现状的各种权威调查结果予以了有力的证明。老年健康学不能仅研究老年人的生理健康、心理健康和生物遗传等影响因素，还需要研究与之相关的生育、生命质量、死亡等问题；不能仅限于探讨微观个体层面的问题，还需关注宏观层面社会结构性问题；不能只关注健康的某个维度，还需要对包括生理、心理和社会适应在内的健康的各个维度予以同等关注；不能仅限于研究老年期，还需要从整个生命历程的角度来看待健康。显然，老年健康学研究具有交叉性、整体性、全生命历程性的特点。[②] 因此，我们对

① 曾毅：《老龄健康影响因素的跨学科研究国际动态》，《科学通报》2011 年第 35 期。
② 伍小兰、沈励：《老年健康学研究探析》，《老龄科学研究》2014 年第 6 期。

老年健康的理解不能仅出于事实、科学的视角，还需要采用人文、价值的视角，要从多学科的角度对老年健康进行交叉研究，让医学、生物学研究者和社会科学学者联合攻关，共同揭示社会、行为、环境与生物遗传因素之间的交互作用机制，达到保障和改进老年健康的目的。

当今世界很多国家高度重视老年健康的跨学科研究，并成立了相应的研究机构。例如，美国国立卫生研究院（National Institutes of Health，NIH）下属的国家老龄研究院（National Institute on Aging，NIA）行为与社会研究部的主要职能，就是协调资助对老龄问题的跨学科综合交叉研究；[①] 澳大利亚研究理事会和国家卫生与医学研究理事会联合成立的健康老龄化研究网络主要致力于老龄化的跨学科研究；欧盟亦于 2008 年启动了社会、自然科学跨学科研究健康长寿的项目。[②] 受国际社会影响，近年来我国也开始重视老年健康的跨学科研究，由北京大学国家发展研究院主持、北京大学中国社会科学调查中心与北京大学团委共同执行的中国健康与养老追踪调查项目（CHARLS）就是一项关于老年健康的跨学科研究项目，该项目于 2011 年启动，每两年追踪调查一次。在老年健康的跨学科研究中，每一个学科都发挥着不可替代的作用。例如，生物学能够通过指导老年人的日常生活行为来降低其患病的可能性；社会学能够通过观察老年人的行为发现其存在的问题；经济学不但能够实现资源的优化配置，而且具有研究因果关系方面的优势，可以发现促进老年健康的机制与手段；管理学有助于提高老年人健康管理水平；教育学有助于挖掘智力障碍对老年人健康的影响。[③] 与此同时，各个学科之间起到相互补充的作用，比如说医学侧重分析影

---

① 曾毅：《老龄健康影响因素的跨学科研究国际动态》，《科学通报》2011 年第 35 期。

② 王俊、陈莹、王晓敏：《老龄健康的跨学科研究：从自然科学到社会科学》，《中国卫生政策研究》2012 年第 12 期。

③ 刘西国：《老龄健康的经济学研究现状、问题与对策》，《西北人口》2016 年第 3 期。

响老年健康的生物因素，但其很少涉及如何解决与老年健康相关的社会宏观问题，这就需要经济学等社会科学的介入。

在对老年健康予以研究的多个学科中，伦理学是其不可或缺的一部分。首先，就老年健康研究的实质而言，正如我国学者王俊所言："老年健康研究归根结底是对人的研究。"[①] 伦理学作为一门特殊的人学，它虽然是一门系统研究道德问题的人文科学，但由于道德始终是人的道德，道德与人的本质、尊严、价值、自由、幸福、人生目的与意义等范畴有着密切的内在关联，因此，伦理学不仅关注人的行为和品质，也关注人的本质、人的自由、人的幸福、人的尊严，关注一切人的问题。我国学者肖群忠认为："伦理学就是研究如何做人的学问或特殊的人学，从人出发，为人立法，最终实现人的完善，进而实现社会完善。"[②] 伦理学对人的研究是老年健康研究中必不可少的一部分，它通过对人的分析深刻地揭示健康的社会性，这不仅让人们对老年健康有着更为准确而又全面的认识和理解，而且让人们意识到社会应该怎样对待老年人，从而能够更好地实现老年健康。

其次，就对老年健康予以研究的各个学科之间的相互关系而言，作为价值科学的伦理学为其他学科尤其是自然科学提供了价值导向。人类历史的发展经验表明，自然科学越是发展，哲学社会科学越发重要，因为自然科学发展所引发的问题往往是超出了自然科学范围之外的社会问题。[③] 这一点同样适用于老年健康研究领域。老年医学、老年病学、人体生理学、生物化学等自然学科的发展虽然有助于改善老年人的健康状况和延长老年人的寿命，但是这些学科研究的重点集中在老年人的身体机能层面以及分子层面，它们主

---

① 王俊、龚强、王威：《"老龄健康"的经济学研究》，《经济研究》2012 年第 1 期。
② 肖群忠：《伦理学的对象与性质新探》，《西北师大学报》2001 年第 3 期。
③ 王俊、龚强、王威：《"老龄健康"的经济学研究》，《经济研究》2012 年第 1 期。

要研究的是某种分子如何影响老年人的身体。对于医学技术开发和使用中所引发的诸如医疗费用高涨、医疗资源分配不公、过度医疗等社会问题，这些自然学科无力回答和解决，而伦理学恰恰能够弥补自然科学的这些不足。作为价值哲学的伦理学不仅认识和反映外部世界，它还对外部世界予以反思以及合目的性的评价。探索、回答、建构善与价值目标是伦理学的主要任务。[①] 在老年健康的跨学科研究领域中，正是由于伦理学所肩负的独特使命，才能对自然科学等其他学科起到价值方向引导作用，这一点是其他学科所不具备的。

就伦理学研究的独特性而言，我国学者王俊曾予以肯定，他认为：就社会科学学科对于老年健康研究内容的分工与合作的特点而言，其中之一就是从不同学科对相同方面内容的研究状况来看，伦理学的研究内容基本独立于其他学科，因此，其关注点往往为其他学科所忽视。[②] 在老年健康问题上，伦理学与其他学科的研究内容的不同使得前者能够弥补后者的盲点。伦理学通过研究社会应该如何对待老年人，促使人们理性地审视和分析老年健康的实现过程中所出现的问题，以保障老年健康的实现。当然，这并不是意味着伦理学在老年健康跨学科研究领域中起着领头羊的作用，在这个领域中，每一个学科都有着其他学科所不能替代的作用，伦理学对老年健康的研究也离不开其他学科提供的研究成果，它们之间相互补充、相互支撑。无论如何，在老年健康的跨学科研究趋势之下，伦理学研究都是其中不可或缺的一部分。反之，老年健康的跨学科研究趋势又成为老年健康伦理研究的价值依据之一。

---

① 肖群忠：《伦理学的对象与性质新探》，《西北师大学报》2001 年第 3 期。

② 王俊、陈莹、王晓敏：《老龄健康的跨学科研究：从自然科学到社会科学》，《中国卫生政策研究》2012 年第 12 期。

### 三　老年健康的战略地位

除了上述因素之外，也需要对老年健康的战略地位予以伦理研究和分析。老年健康之所以具有战略性地位与世界各国纷纷步入老年型社会所面临的人口老龄化的压力密不可分，它是当今世界人口老龄化进程不断加剧的结果。

由于人口生育率的大幅下降和人口平均寿命的延长，20世纪下半叶以来世界各国都出现了老年人口大幅度增加的趋势，这一点不仅体现在老年人口的绝对数值上，也体现在老年人口的相对比例上。不仅是发达国家，很多发展中国家都面临着人口老龄化所引发的各种社会问题。1969年第21届联合国大会举行之际，马耳他代表就提议应让老年问题成为日后历届联合国大会讨论的议题。1982年7月，联合国在维也纳召开了世界老年大会。2002年4月，联合国在西班牙马德里召开了第二届世界老年大会。这两次大会都呼吁要加强国际合作和区域合作，以减缓人口老龄化对经济、社会的严重影响，应对人口老龄化的挑战。[1] 上述会议引起了各国政府的高度关注。作为当今世界上老年人口最多的国家，我国面临着更为严峻的人口老龄化挑战。为了应对人口老龄化的挑战，我国可以努力的方向就是将控制老年人口的"量增"转为使其"质增"。如果能够有效解决老年人口的"质增"问题，老年人口的"量增"压力也就大为减轻，而改善老年人的健康状况正是实现老年人口"质增"的有效方式。[2] 老年健康在老年型社会中的重要性使得其应该被赋予战略意义，成为老龄化国家应对人口老龄化挑战的社会发展战略中的重要组成部分，纳入到国民经济和社会发展规划中，通过

---

[1]　王俊：《老年人健康的跨学科研究——从自然科学到社会科学》，北京大学出版社2011年版，第15页。

[2]　王俊、陈莹、王晓敏：《老龄健康的跨学科研究：从自然科学到社会科学》，《中国卫生政策研究》2012年第12期。

各种国家政策和制度对其加以保障和促进实现。

1990 年世界卫生组织在哥本哈根世界老龄大会上提出将"健康老龄化"作为应对人口老龄化挑战的发展战略。"健康老龄化"是指老年人在晚年还能保持躯体健康、心理健康和社会适应性健康，并将疾病和生活不能自理的时间推迟到生命的最后阶段。[①] 2002 年第二届世界老龄大会上，世界卫生组织在《积极老龄化：政策框架》报告中又提出"积极老龄化"的发展战略。所谓"积极老龄化"是指人到老年时，为了提高生活质量，使健康、参与和保障的机会尽可能发挥最大效益的过程。这一发展战略是对"健康老龄化"的继承和发展，它扬弃了"健康老龄化"将老年人视为社会的负担以及从老年人的需求角度看待老年健康的消极观点，将老年人视为家庭和社会的财富。在"积极老龄化"的发展战略中，老年健康依然占据着极其重要的地位，它不仅是"积极老龄化"政策框架的三大支柱之一，而且是"积极老龄化"的基石。作为一个老龄化严重的国家，我国也吸收、借鉴了"健康老龄化"和"积极老龄化"的发展理念，"健康老龄化"已经完全成为我国应对人口老龄化挑战的社会发展战略。2016 年中共中央、国务院印发的《"健康中国 2030"规划纲要》明确提出了推动老年卫生服务体系建设等多项举措，旨在促进健康老龄化。2017 年 3 月，国家卫计委、国家发改委、国家中医药局、全国老龄工作委员会办公室等 13 个部门联合印发了《"十三五"健康老龄化规划》，这一规划的出台象征着健康老龄化战略在我国宏观战略布局中的地位得到进一步提升。[②] 以上事实表明老年健康在我国社会发展中占据着战略性地位。

无论在促使老年健康获得战略地位的过程中，还是在老年健康

---

[①] 佟新：《人口社会学》，北京大学出版社 2006 年版，第 165 页。

[②] 陆杰华、阮韵晨、张莉：《健康老龄化的中国方案探讨：内涵、主要障碍及其方略》，《国家行政学院学报》2017 年第 5 期。

作为社会发展战略的实现过程中，伦理学对于老年健康的研究和分析都是必不可少的。首先，伦理学对老年健康的研究提升了社会对老年健康的关注度。作为一门关注社会、关注现实的人文学科，伦理学对老年健康的研究并非象牙塔里的学问。从伦理学的角度对老年健康予以研究，实际上就是研究如何在不同的社会交往领域实现老年人幸福的问题，[①] 这里面不仅涉及微观层面中诸如老年人与家人的交往，也会涉及中观层面中老年人与社区、医疗服务机构、医学研究机构、看护服务机构等的交往，还会涉及宏观层面中国家相关部门在制度制定和执行过程中如何看待老年人。伦理学关注社会各个领域中存在的老年健康问题，反过来也会促使全社会加强对老年及老年健康的关注。例如，伦理学学者们对医疗卫生资源代际分配正义问题的研究，可以促使人们重视老年人的医疗权利和纠正对老年人的歧视；伦理学学者们研究家庭成员照料失能老年父母所应肩负的责任和义务，可以提升老年人在家庭中的地位。人们对老年健康关注度的提高会使其进入政府决策的视野，使其成为社会发展战略，让老年人在追求健康的过程中获得更多的资源和支持。

更为重要的是，伦理学对老年健康的研究能为老年健康的实现指明改善的方向和营造良好的环境。对于老年健康，世界卫生组织在《积极老龄化：政策框架》报告中的构想是："当慢性病和机能下降的风险因素（包括环境和行为）降低而保障因素提高时，人们将享受时间更长、质量更高的生活。进入老年后，大部分老年人仍然能够保持健康和生活自理，较少老年人需要昂贵的医疗和照料服务。"[②]"对于那些确实需要照料的人，应该让他们享受到全方位的

---

① 王俊：《老年人健康的跨学科研究——从自然科学到社会科学》，北京大学出版社 2011 年版，第 86 页。

② 世界卫生组织：《积极老龄化——一个政策框架》，转引自《科技智囊》专题研究小组《积极老龄化：从战略到行动》，《科技智囊》2011 年第 10 期。

健康和社会服务以解决老年人的需求和权利。"① 从我国老年人的健康现状来看，离此目标尚有一段距离。我国"积极老龄化"的发展战略要求全社会共同努力来提高老年人的健康水平，伦理学对老年健康的研究就是努力的途径之一。我国学者王俊总结了近年来伦理学对老年健康研究的理论贡献：一是提出了家庭成员的责任义务；二是提供了医疗服务机制的评价标准；三是反映了医疗保障体系资源分配的矛盾；四是提出了看护机构的改革依据。② 这些理论贡献显然可以为我国有关老年健康的体系改革、制度制定、机构完善、社会资本的构建等提供启示，从而推进"积极老龄化"这一社会战略目标的实现。由此可见，关于老年健康的伦理研究能够指明当前社会在老年健康领域需要改善的方向，同时也能为老年健康的实现营造一个备受关注、机制完善的社会环境。老年健康伦理研究之所以在"积极老龄化"这一战略目标实现过程中起到如此重要的作用，这又与伦理道德所具有的反映功能、评价功能和调节功能分不开。一方面，老年健康伦理研究有助于促进老年健康这一战略目标的实现；另一方面，老年健康的战略地位又成为老年健康伦理研究的价值依据。

总之，对老年健康予以伦理研究不是一种牵强附会、迎合潮流的尝试，它是由老年健康与伦理学各自的本质、性质、特点、功能、地位等因素所决定的。这两者的结合既扩展了老年健康的研究视野，又延伸了伦理学的研究领域；既促进了老年健康的现实进程，又推动了伦理学的理论发展，从而成为当代应用伦理学研究中的一大亮点。

---

① 世界卫生组织：《积极老龄化——一个政策框架》，转引自《科技智囊》专题研究小组《积极老龄化：从战略到行动》，《科技智囊》2011 年第 10 期。

② 王俊：《老年人健康的跨学科研究——从自然科学到社会科学》，北京大学出版社 2011 年版，第 83—85 页。

# 第 三 章

# 当代中国老年人健康领域中的
# 伦理问题

　　老年健康需要伦理学视角的介入，老年健康伦理学有其存在的必要性与合理性。众所周知，应用伦理学的重要特征之一就是其问题取向明显，总以问题或解决问题为导向。作为应用伦理学的分支，老年健康伦理学亦不例外，它通过关注和研究老年健康领域中那些具有伦理意义的社会问题来实现其增进老年健康的目的。作为一个未富先老的发展中国家，虽然我国通过推行健康老龄化战略，在老年健康方面取得了一定成效，但我国在保持和增进老年人健康方面依然面临诸多压力和挑战，我国健康老龄化的道路还很长。为了积极应对人口老龄化问题，构建共建共享的老年友好型社会，我们需要正视当前我国老年健康领域中存在的一些社会问题，其中较为突出的且具有伦理意义的社会问题有：医疗卫生资源分配正义的失衡、老年患者的过度医疗、家长主义对老年患者的干预、失能老人长期照料中的公正缺位以及老年人社会适应中的边缘化这五大问题，它们的存在对老年人及其家庭乃至整个社会都造成了不良影响。

# 第一节  医疗卫生资源分配正义的失衡

医疗卫生资源是指全社会用在公共卫生服务以及医疗服务方面的人力、物力、财力的总称。医疗卫生资源能否得到公正的分配不仅事关国民生活质量的提高，而且直接影响国民社会福利权利的实现。对于在健康领域中处于弱势地位的老年人而言，医疗卫生资源分配正义的意义尤为重要。然而，当前我国无论是医疗卫生资源的代际分配，还是医疗卫生资源的代内分配，都存在正义失衡问题，这不仅损害了老年人的健康权益，而且影响了我国老年型社会的健康发展，从而引起社会各界的关注。

## 一  医疗卫生资源分配正义失衡的表现

正义是人类社会永恒的价值追求，它包含了两方面的含义：一是所得与所付相称或相适应，二是指按同一原则或标准对待处于相同情况的人与事。基于人及其活动既具有同一性又具有差异性，正义划分为同一性正义和差异性正义，前者意味着相同的人或相同的活动成果应当得到相同的对待，它对社会起到规范作用；后者意味着不同的人或不同的活动成果应当通过符合比例原则而得到不同的对待，它对社会起到推动作用。同一性正义和差异性正义如能协同且合理有度，社会就能实现和谐发展，否则矛盾环生。①

作为社会一隅，医疗卫生资源分配亦不例外，正义是其应有的价值追求。医疗卫生资源分配正义同样包括同一性正义和差异性正义。一方面，医疗卫生资源分配直接关系到每一个生命的存在、延续及其质量，每一个人都有权利享受医疗卫生资源，正如《世界人

---

① 易小明、曹晓鲜：《正义的效率之维及其限度》，《哲学研究》2011 年第 12 期。

权宣言》第二十五条所言："人人有权享有为维持他本人和家属的健康和福利所需的生活水准，包括食物、衣着、住房、医疗和必要的社会服务；在遭到失业、疾病、残废、守寡、衰老或在其他不能控制的情况下丧失谋生能力时，有权享受保障。"平等无疑是医疗卫生资源分配所必须恪守的价值准则，医疗卫生资源分配首先需要追求同一性正义。另一方面，正如世界卫生组织和瑞典国际开发合作署发布的倡议书《健康与卫生服务的公平性》所言："公平（Equity）不等于平等（Equality），它意味着生存机会的分配应以需要（Need）为导向。"不同的人有不同的医疗卫生需求，尤其是老年人这一健康领域中的弱势群体对医疗卫生资源的需求远胜于其他年龄群体，有关测算表明老年人消费的医疗卫生资源是一般人的3—5倍。[①] 正义的社会应该体现出对弱势群体的关怀，在保证每一个人的健康权利平等的前提下，医疗卫生资源分配可以适当地向老年人倾斜，在确保同一性正义的基础上进一步追求差异性正义，并实现这二者的协同。

　　然而，当前我国医疗卫生资源分配正义却存在失衡问题，这种失衡首先表现在医疗卫生资源的代际分配亦即老年人与其他年龄群体之间的分配中差异性正义的缺位。当前我国医疗卫生资源分配没有充分考虑老年型社会的时代特点以及老年人医疗卫生需求的特殊性，无论是硬件方面，还是软件方面，都出现了对老年人不公的分配局面。在医疗卫生机构及其卫生技术人员的配置方面，我国老年人可用的老年医院太少且其人才紧缺。2015 年，中华医学会老年医学分会前任主任委员李小鹰调查发现，我国仅有 61 家老年医院，各综合医院除高干保健科外基本没有老年病科。2017 年的调查数据显示，我国县级以上老年病医院共有 124 家，其中民营医院 24 家，

　　① 孟庆普：《老年人消费卫生资源是一般人的 3 ~ 5 倍，基本医保资金支付将高速增长》，《健康报》2006 年 12 月 31 日第 1 版。

三级医院 2 家。① 这个数据相对于我国目前所拥有的 2.41 亿老年人的庞大基数而言可谓杯水车薪。现有的很多老年医院在医疗管理上存在漏洞，它们不太关注老年病人的需求，缺乏标准的老年病人急症治疗病房以及老年医学工作人员，尤其是缺乏老年病护士、临床药师、康复治疗师、精神治疗医师、营养学家。② 在机构照护资源方面，用于老年护理的床位严重紧缺。《中国民政统计年鉴 2011》显示，2010 年我国各种社会服务机构共提供 349.6 万个床位，这只能满足 1.97% 的 60 岁及以上老年人的需求。虽然经过努力我国养老床位在 2016 年达到 730.2 万张，每千名老年人拥有养老床位31.6 张，但是这依然难以满足现有老年人的照护需求。③ 在社区卫生服务方面，老年人难以享受优质服务，其主要问题有：一是社区卫生服务人才紧缺，目前我国社区卫生服务体系缺乏适应老年人需求的全科医生、护士等社区卫生服务专业技术人员；二是社区医疗由于资金不足而导致设备匮乏，直接影响面向老年人的社区卫生服务工作的顺利开展；三是大多数社区卫生服务机构主要采取门诊方式而非主动上门服务的方式，这难以满足行动不便的老年患者的需求，而且这些机构没有全面拓展社区卫生服务的内涵，它们主要提供医疗和预防服务，不能满足老年人的其他健康需求。④ 在医疗费用方面，对老年人而言存在供需不匹配的问题。我国国民的医疗费用主要通过基本医疗保险（包含城镇职工基本医疗保险、城镇居民基本医疗保险、新型农村合作医疗）来支付。较之于其他年龄群

---

① 叶正兴：《中国的老年医院太缺了》，《健康时报》2018 年 3 月 6 日第 3 版。

② Zheng Chen, Jia Yu, Yuetao Song, & Dehua Chui, "Aging Beijing: Challenges and Strategies of Health Care for the Elderly", *Aging Research Reviews*, No. 9 (supp-S), July 2010, pp. S2 – S5.

③ 《2016 年社会服务发展统计公报》，http://www.mca.gov.cn/article/sj/tjgb/201708/20170800005382.shtml, 2017 年 8 月 3 日。

④ 刘玮玮、贾洪波：《人口老龄化背景下老年健康支持体系》，《中国老年学杂志》2012 年第 16 期。

体，老年人罹患疾病和慢性病的概率更高，因而其就医的概率更高，所需要的医疗费用自然更高。然而，我国的基本医疗保险制度安排没有考虑到这一点。无论是城镇职工基本医疗保险制度，还是城镇居民基本医疗保险制度，抑或新型农村合作医疗制度，它们都对老年人明显不公。就城镇职工基本医疗保险制度而言，它所采取的个人账户的制度安排在缴费及受益上对老年人不公平。城镇职工基本医疗保险制度建立于 1998 年，该制度要求在职职工以其工资为基数按比例对基本医疗保险个人账户缴纳费用，退休职工以其养老金为基数按比例对基本医疗保险个人账户缴纳费用（目前有些地方的退休职工不用向基本医疗保险个人账户缴纳费用）。这样一来，一方面，由于退休金向来低于在职的工资，因此，退休职工的个人账户累计存储额低于在职职工个人账户累计存储额；另一方面，退休职工却又比在职职工对于个人账户资金有着更大的支出需求。储蓄低但支出大，这显然对退休职工不公。就城镇居民基本医疗保险制度而言，这是我国于 2007 年专为生活在城镇的非从业人员而建立的制度，它具有缴费率低、报销比例低的特点，因此，较之于城镇职工，城镇居民需要自己负担的那部分医疗费用比例更高，这对于没有工作尤其是处于贫困状态的老年人而言构成严峻的挑战。就新型农村合作医疗制度而言，它所采取的以家庭为单位参保的方式有排除老年人参保的倾向，因为很多地方规定家庭成员中只要有一人不参保，其他成员将不得参保，当今我国农村有很多年轻的劳动力由于在城市打工而选择参加城镇职工基本医疗保险或城镇居民基本医疗保险，如此一来他们的留守在家的年迈父母就无法参加新型农村合作医疗。[1] 正是因为我国基本医疗保险制度对老年人的不公，老年人的医疗费用难以得到充分保障，存

---

[1] 刘玮玮、贾洪波：《我国医疗卫生领域中的老年歧视：孝文化变迁视角下的解读》，《内蒙古社会科学（汉文版）》2017 年第 3 期。

在供需失衡的问题。

　　我国医疗卫生资源分配正义的失衡同时还体现在医疗卫生资源的代内分配亦即老年人内部之间的分配中。与我国医疗卫生资源代际分配状态不同的是，我国医疗卫生资源代内分配存在同一性正义缺位的问题。由于各种原因，我国卫生资源配置的格局表现为重城市轻农村、重东部地区轻中西部地区，尽管近年来这种情况有所改善，但是地区间的卫生资源差距依然存在，农村和中西部地区老年人的基本医疗卫生服务的需求难以得到满足。①

　　首先，就城乡差距而言，以城乡老年人的医疗卫生资源分配情况为例，在卫生设施方面，《中国统计年鉴2019》表明，从2010年至2018年这9年期间，城市每千人口医疗机构床位数分别是5.94、6.24、6.88、7.36、7.84、8.27、8.41、8.75、8.70，而农村每千人口医疗机构床位数分别是2.60、2.80、3.11、3.35、3.54、3.71、3.91、4.19、4.56，在2010年城市每千人口医疗机构床位数是农村每千人口医疗机构床位数的2.28倍，2018年城市每千人口医疗卫生机构床位数是农村每千人口医疗卫生机构床位数的1.91倍。在卫生技术人员配置方面，《中国统计年鉴2019》显示，从2010年至2018年这9年期间，城市每千人口卫生技术人员分别是7.62、7.90、8.54、9.18、9.70、10.21、10.79、10.87、10.91，农村每千人口卫生技术人员分别是3.04、3.19、3.41、3.64、3.77、3.90、4.04、4.28、4.63，2010年城市每千人口卫生技术人员是农村每千人口卫生技术人员的2.51倍，2018年城市每千人口卫生技术人员是农村每千人口卫生技术人员的2.36倍。② 受大环境影响，城乡老年人在这两项医疗卫生资源指标上的分配不公

---

　　① 陈泰昌：《中国城乡老年人失能状况与照护需求分析》，载党俊武《中国城乡老年人生活状况调查报告（2018）》，社会科学文献出版社2018年版，第162页。

　　② 《中国统计年鉴2019》，http://www.stats.gov.cn/tjsj/ndsj/2019/indexch.htm，2020年7月15日。

可想而知。在医疗费用方面，通过使用 2010 年中国城乡老年人追踪调查数据 10% 数据的研究发现，城市老年人的医疗费用为 6610 元，农村老年人的医疗费用为 1861 元；在老年人医疗费用支付来源构成上，城市老年人医疗费用自付比例是 36%，而农村老年人医疗费用自付比例则高达 64.2%。①

其次，就地区差距而言，以东西部地区老年人的医疗卫生资源分配情况为例，《中国卫生和计划生育统计年鉴 2017》显示，在医疗卫生机构设置方面，2016 年东部地区的医疗卫生机构数合计 357697，其中公立医院数为 4751（三级医院数为 970），民营医院数为 6470（三级医院数为 81），按床位数分组医院数为 11221；中部地区的医疗卫生机构数合计 314745，其中公立医院数为 4050（三级医院数为 539），民营医院数为 4450（三级医院数为 57），按床位数分组医院数为 8500；西部地区的医疗卫生机构数合计 310952，其中公立医院数为 3907（三级医院数为 551），民营医院数为 5512（三级医院数为 34），按床位数分组医院数为 9419。在卫生人员配置方面，东部地区的卫生人员数为 4793644，每千人口卫生技术人员数为 6.5；中部地区的卫生人员数为 3322701，每千人口卫生技术人员数为 5.7；西部地区的卫生人员数为 3046600，每千人口卫生技术人员数为 6.1。在卫生设施方面，东部地区医疗卫生机构床位数合计 2911065，每千人口医疗卫生机构床位数为 5.08；中部地区医疗卫生机构床位数合计 2359616，每千人口医疗卫生机构床位数为 5.46；西部地区医疗卫生机构床位数合计 2139772，每千人口医疗卫生机构床位数为 5.71。② 就这三项医疗卫生资源指标而言，显然东部地区较之于中西部地区拥有更为丰富的

---

① 李成福：《中国老年人医疗费用水平和负担研究》，《人口与计划生育》2017 年第 5 期。
② 国家卫生和计划生育委员会编：《中国卫生和计划生育统计年鉴 2017》，中国协和医科大学出版社 2017 年版，第 4—79 页。

医疗卫生资源，即便东部地区的某项指标中的个别数值（如每千人口医疗卫生机构床位数）低于中西部地区，这也是由于东部地区人口总数超过中西部地区人口总数而造成的，而非东部地区医疗卫生资源的不足引起的。大环境如此，不同地区老年人的医疗卫生资源分配差距可想而知。

除了城乡差距和地区差距之外，老年人内部之间的医疗卫生资源分配同时也与老年人的经济情况、性别状况、教育状况、婚姻状况、身体状况等个人因素相关，这些个人因素也会导致分配差距。例如，一项关于老年人的医疗费用的调查表明，男性老年人的医疗费用为4771元，女性老年人为3601元；小学及以下教育程度的老年人的医疗费用为3128元，初中及以上教育程度的老年人的医疗费用为6491元；有配偶老年人的医疗费用为4751元，没有配偶老年人的医疗费用为3124元；患有慢性疾病的老年人的医疗费用为4741元，没有患慢性疾病的老年人的医疗费用为1699元。[1] 以上数据表明，在老年人内部，我国医疗卫生资源的分配并不平等，同样都是老年人却受到不同的对待。

我国医疗卫生资源代际分配中的不公属于纵向不公平，代内分配中的不公则属于横向不公平。前者意味着有不同需求的个人没有得到不同的待遇，这是对特定的社会经济人群的一种间接的不公平；后者意味着有相同需求的个人没有得到同样的待遇，这是一种直接的不公平。[2] 任何一个能得到伦理辩护、具备道德正当性的医疗卫生资源分配方案，应该既遵循平等原则，又贯彻差别原则，在对每一个人的健康予以同等关心的基础上，同时充分体现出对社会弱势群体的关心。《维也纳国际老龄行动计划》提道："尊重和照顾年长者是全世界任何地方人类文化中的少数不变的价值因素之

---

① 李成福：《中国老年人医疗费用水平和负担研究》，《人口与计划生育》2017年第5期。

② 侯剑平、邱长溶：《健康公平理论研究综述》，《经济学动态》2006年第7期。

一，它反映了自我求存的动力同社会求存的动力之间的一种基本相互作用，这种作用决定了人种的生存和进步。"① 《中华人民共和国老年人权益保障法》（以下简称《老年人权益保障法》）也规定，老年人有从国家和社会获得物质帮助的权利，有享受社会服务和社会优待的权利，有参与社会发展和共享发展成果的权利。作为一个有着悠久的尊老传统的老龄化国家，我国的医疗卫生资源分配方案更应该充分体现出对老年人的关心和照顾，以符合我国共建共治共享的社会治理新格局。

## 二 医疗卫生资源分配正义失衡的后果

正义能够维持社会稳定和促进社会发展，不正义则反之。因此，我国医疗卫生资源分配正义的缺失势必导致系列不良后果，它直接造成老年人的健康不公平，进而引发其社会经济地位的不平等，这不仅不利于老年人的生存和发展，而且会殃及其他人，最终将阻碍整个社会的健康发展与和谐发展。

所谓健康不公平是指受到不公平因素影响下的健康不平等，也就是与社会资源系统相联系的健康及主要的社会因素方面的不平等。② 健康不公平也是一种健康不平等，正如 Whitehead 所言："健康不公平是一种可以避免的不平等。"③ 只不过较之于健康不平等，健康不公平这一概念强调更多的是公平。根据健康不公平的定义，医疗卫生资源的分配不公本身就是一种健康不公平，它是与健康相联系的社会因素的不平等，世界卫生组织也曾指出，健康不公平涉

---

① 全国老龄工作委员会办公室、中国老龄协会：《第二次老龄问题世界大会暨亚太地区后续行动会议文件选编》，华龄出版社 2003 年版，第 319 页。

② 朱慧劼、风笑天：《"健康中国"背景下的健康不平等》，《学习与实践》2018 年第 4 期。

③ Whitehead & Margaret, "The Concepts and Principles of Equity and Health", *International Journal of Health Services*, Vol. 22, No. 3, 1991, pp. 429 –445.

及所需要的医疗资源的可及性。① 不仅如此，由于医疗卫生资源分配并不仅仅关乎每个人的生死，更多的是关乎每个人的生命质量，因此，我国医疗卫生资源分配中的正义失衡还将直接影响老年人的健康，造成老年人与其他年龄群体之间以及老年人内部之间的健康机会的不平等和健康结果的不平等。这一问题已经为我国老年人的健康现状所印证，前文已经对此予以论述，此处不再赘述。

健康不公平首先损害的是遭受不公待遇的老年人的健康权益，不利于他们的身心健康发展。尤其是我国老年人与其他年龄群体之间的健康机会的不平等，它折射出医疗卫生领域中老年人被歧视的现实，这种老年歧视严重伤害老年人的健康。正如 Alliance for Aging Research 所发布的关于美国医疗卫生领域中的老年歧视的报告所言："医疗卫生领域中的老年歧视伤害了每一个人，因为它直接导致老年人独立性的过早丧失、死亡和无能的增加、沮丧感的产生。他们本来可以继续过有成效的、满意的和更为健康的生活。"② 国际学术界在对减少健康不平等进行理论研究时发现，减少健康不平等具有扩展效应，换言之，这说明健康不平等影响了每个人，包括传染病、精神疾病、酒精滥用、暴力等在内的实践历程证明，每个人都有可能受到他（她）所在社区中的脆弱人群的生存状态的影响。③ 这一原理同样适用于老年人健康不平等问题。老年人所遭受的健康不公平同样将会影响每一个人，而不仅仅是老年人。老年人由于遭受医疗卫生资源分配不公而使其健康得不到保障，难免会连累他们的家人。研究表明，老年人的健康能在很大程度上缓解老年

---

① 刘晓婷、黄洪：《医疗保障制度改革与老年群体的健康公平——基于浙江的研究》，《社会学研究》2015 年第 4 期。

② Erdman B. Palmore, "Healh Care", *Encyclopedia of Ageism*, 2005, p. 167.

③ 马亚娜、刘艳：《降低健康的不平等性》，《国外医学·社会医学分册》2002 年第 4 期。

人家庭的照顾压力，并且有益于改善老年人子女的健康状况。① 反之，如果老年人由于遭受医疗卫生资源分配不公而导致其健康状况下降的话，老年人的家人不仅需要因此多承担医疗卫生费用，增加其经济负担；而且还需要因此多加照顾老年人，增加其心理负担和身体负担。这无疑不利于老年人家人的身心健康。除此之外，由于每一个人都会老去，当年轻一代的人们目睹老年人遭受不公和受到排斥的时候，心中难免会为自己的未来担忧而产生焦虑和不安，他们的身心健康也会受到影响。

由于医疗卫生资源的拥有情况直接影响到一个人的健康状况，而一个人的健康状况又会影响他（她）的行为能力进而决定其生活前景，导致其社会经济地位的变化，因此，我国医疗卫生资源分配不公所造成的健康不公平，还将引发老年人与其他年龄群体之间以及老年人内部之间社会经济地位的不平等。研究表明，健康与社会经济之间存在双向作用：一方面，社会经济因素是影响个体健康水平的重要因素；另一方面，个体健康水平又会反过来影响他（她）的社会经济状况。这一原理同样适用于老龄健康领域。健康对老年人的影响是多维的。老龄健康首先会影响老年人的劳动就业状况。由于人口健康是人力资本的重要组成部分，健康成为影响老年人继续从事劳动工作和参与社会的重要因素，有关研究表明健康状况的改进能提升超过10%的劳动参与率。② 反之，老年人健康状况恶化的话，他（她）将难以进入劳动力市场以继续工作，也难以融入社会中。老龄健康还会影响老年人的经济行为与福利状况，因为老龄健康有助于老年人减少医疗支出。美国学者 Michaud & Soest 在研究

---

① Coe, N. B. & Van Houtven C. H. , "Caring for Mom and Neglecting Yourself? The Health Effects of Caring for an Elderly Parent", *Health Economics*, Vol. 18, No. 9, May 2009, pp. 991 - 1010.

② 王俊、龚强、王威：《"老龄健康"的经济学研究》，《经济研究》2012 年第 1 期。

中发现夫妻双方的健康对家庭财富具有因果性效应,[1] 老年人的健康同样对其具有财富效应。反之，如果老年人健康状况不佳的话，他（她）将因此增加医疗支出并消费更多的家庭财富，这势必导致其经济状况的恶化。总而言之，老年人的健康状况直接影响其社会经济地位状况，老年人健康的恶化将导致其社会经济地位的下降，正如健康的选择性流动理论所阐述的那样：健康的人往往会向上移动，而健康状况较差的人会向下流动。[2] 这些贫病交加的老年人将越来越难以融入主流社会中去，并使其自身发展陷入一种恶性循环。

可见，健康公平是老龄社会的重要基础,[3] 一旦这个基础被破坏，将会引发很多社会问题，对于我国这样一个"未富先老"的老龄化国家尤甚。虽然健康不公平和社会经济不平等的不良后果貌似由个体尤其是老年人来承担，但是作为拥有世界上老年人口最多的老龄化国家，我国有很大一部分国民的健康难以得到保障并因此危及其社会经济状况的情况下，恐怕很难发展得很好。健康不公平不仅阻碍了我国"积极老龄化"目标的实现，也让健康中国与"中国梦"目标的实现变得困难重重。显然，我国医疗卫生资源分配正义的失衡不仅导致老年人的利益受损，整个社会也将会因此付出沉重的代价。正如降低健康不平等的扩展效应理论所指出的，减少健康不平等现象不仅能让处于不健康状态的人受益，还能惠及其他

---

[1] Michaud, Pierre Carl & Van Soest, Arthur, "Health and Wealth of Elderly Couples: Causality Tests Using Dynamic Panel Data Models", *Journal of Health Economics*, Vol. 27, No. 5, April 2008, pp. 1312 – 1325.

[2] Elstad, J. I. & Krokstad, S., "Social Causation, Health Selective Mobility, and the Reproduction of Socio-economic Health Inequalities over Time: Panel Study of Adult Men", *Social Science & Medicine*, Vol. 57, No. 8, October 2003, pp. 1475 – 1489.

[3] 杜鹏:《中国老年公平问题：现状、成因与对策》,《中国人民大学学报》2017 年第 2 期。

人。① 公平正义是中国特色社会主义的内在要求。习近平总书记曾反复强调，要把促进社会公平正义、增进人民福祉作为一面镜子，审视我们各方面体制机制和政策规定。② 因此，为了改进我国老年人的健康状况与其社会经济状况，促进我国老年型社会的健康发展以及实现健康中国的战略目标，我国需要对目前的医疗卫生资源分配方案予以修正和完善，使其合乎正义的要求。

## 第二节　老年患者的过度医疗

我国老年人医疗中存在着二律背反的现象：一方面老年人所能享用的医疗资源匮乏短缺，另一方面很多老年患者又遭遇过度医疗问题。所谓过度医疗，简而言之就是指医方给患者超出其病情需要的诊断和治疗措施。③ 具体而言，过度医疗既包括医疗机构和医务人员提供给患者的超越治疗价值和范围的多余方式，同时也包括医方对患方所采取的不必要的或错误的检查方法，以及使用与此疾病治疗无关的、治疗效果不明显或不确定的药品。④ 随着当今我国人民生活水平的提升及其对健康要求的提高，过度医疗现象日益严重。有关统计表明，我国大约有 1/3 的医疗资源耗费在了无实际意义的医疗服务上。⑤ 较之于其他年龄群体的患者，体弱多病的老年患者遭遇过度医疗的情况最为严重。2013 年进行的一项关于我国北京市海淀区老年人慢性病自我管理知识需求的调查结果表

---

① 马亚娜、刘艳：《降低健康的不平等性》，《国外医学·社会医学分册》2002 年第 4 期。

② 中共中央宣传部主编：《习近平新时代特色社会主义思想三十讲》，学习出版社 2018 年版，第 233 页。

③ 曾益新：《怎样遏制过度医疗？》，《求是》2014 年第 5 期。

④ 廖新波：《过度医疗的伦理学分析》，《临床误诊误治》2015 年第 1 期。

⑤ 马妍、樊宏、吉华萍、陆慧、尤华：《后医改时代我国过度医疗行为的多维度审视》，《卫生软科学》2014 年第 3 期。

明，31.1%的被调查老年人遭遇过度医疗。[①] 在北京地区医院管理相对规范的情况下过度医疗尚有如此之高的比例，更遑论其他地区。我国老年患者所遭遇的过度医疗于国于民都是一种危害，下面对我国老年患者所遭遇的过度医疗的具体表现及其不良后果予以论述和解析。

### 一 老年患者过度医疗的表现

过度医疗主要包括过度检查和过度治疗这两种形式。过度检查是指患者在医院过多或超范围地接受与自身病情无关的检查，它主要表现为检查项目套餐化、检查结果孤立化、检查手段复杂化、检查指征扩大化等。过度治疗是指疾病的诊疗方式和手段超出了疾病诊疗的实际需要，它主要体现为放宽住院标准，扩大治疗、手术适应证；热衷使用进口、高档医用器材等形式，另外还包括经验用药、盲目用药、联合用药搞"大包围"、偏爱高档药物和冷落低廉药物、滥开辅助用药等做法。[②] 根据过度医疗的外延界定，当前我国老年患者存在的过度医疗问题主要表现为过度检查、不合理入院、过度用药这三种形式，后两者属于过度治疗。

首先，就过度检查而言，由于医疗检查有助于及早发现疾病，而老年人身体器官的各项功能不断减退、身体免疫力和抵抗力日益下降，再加上近年来我国人民健康意识的增强，老年患者在就医时很乐意接受各种医疗检查。需要肯定的是，必要的医疗检查确实有助于改进老年人的健康状况，然而，当前我国不少老年患者遭遇的却是过度检查。虽然没有明确的、直接的关于我国老年人过度检查的数据资料对此予以论证，但是我们可以按照常理来推论。有关统

---

① 郭晓龙、白波、邓虎：《社区老年慢性病自我管理需求调查与分析》，《中医临床研究》2014 年第 33 期。

② 廖新波：《过度医疗的伦理学分析》，《临床误诊误治》2015 年第 1 期。

计曾表明，目前我国有 70% 的患者遭遇过度医疗现象，20%—30% 的大医院收入来自过度医疗。[①] 在过度医疗的范畴里，我国患者反映较为突出的一项是过度检查。[②] 以我国 CT 检查为例，2015 年至 2016 年在山东省泰安市进行的一项关于医院过度放射性检查的调查结果表明，如果以年均 2 次以上的 CT 检查涉嫌过度检查为研究标准的话，70.30% 的患者在接受诊疗的过程中存在过度放射检查的现象。[③] 2015 年，人民网也发文指出，在我国目前存在的十大过度医疗行为中，多次复查头部 CT 位居榜首。事实上，在临床工作中，很多头部 CT 复查用于评估患者的精神状况变化，真正有临床意义的头部 CT 检查比例很低。[④] 根据蓝皮书《中国老龄事业发展报告（2013）》公布的数据，2013 年我国老年慢性病患者突破 1 亿，[⑤] 这表明老年人是我国患者的主体部分。在过度检查盛行的大环境下，老年患者作为患者的主体部分自然难以幸免，他们甚至有可能因为其生理特征而成为过度检查的重点对象。

不合理入院也是我国老年患者常遭遇的过度治疗情形之一。随着我国老龄化进程的深入，在我国老年人口数不断增加的同时其医疗服务需求也在不断地增加，越来越多的老年人由于身患疾病而需要住院治疗。较之于其他年龄群体，老年患者由于年岁高和体质弱这些特点使得其住院天数长、医疗费用高。2009 年，《生命时报》联合 39 健康网进行了一项名为"国人健康投入"的大型调查，调

---

① 尚全良、周启昌、肖恩华：《影响医学检查中的过度医疗》，《医学与社会》2006 年第 12 期。

② 刘纚、聂娴：《给过度检查"把把脉"》，http://newpaper.dahe.cn/hnrb/html/2012 - 04/20/content_697735.htm? div = -1，2020 年 7 月 12 日。

③ 魏莹、楚存坤、赵昕：《医院过度放射性检查调查与分析》，《医学理论与实践》2017 年第 16 期。

④ 张芳：《国内外专家点评：十大过度医疗行为》，http://health.people.com.cn/n1/2015/1215/c21471 -27930295.html，2020 年 7 月 12 日。

⑤ 康琳、刘晓红：《老年患者的五项明智选择》，《中华老年医学杂志》2013 年第 10 期。

查结果表明，在所有年龄群体中，老年人群的健康花销最大，占到总支出的 45.49%，且我国国民看病的钱 80% 花在临终前一个月。[①]在老年人庞大的医疗费用构成中，住院费无疑占据着较高比例。虽然老年人需要住院治疗，但是并非所有的住院都是必要的且合理的。在老年患者不需要住院治疗的情况下让其入院，这种情形就是不合理入院。以我国农村老年人为例，2012 年，开展了一项关于新型农村合作医疗老年人住院服务需求的研究，通过选取湖北省和陕西省 5 个县市作为样本地区，随机抽取样本地区县乡两级医疗机构老年患者的住院病历，并在此基础上对其中一部分老年患者予以入户调查，病历资料分析结果显示，县级医疗机构老年人不合理入院率为 14.29%，乡镇卫生院老年人不合理入院率为 30.10%。调查还显示，就科室而言，老年人内科更易发生不合理入院现象，而外科不合理入院的发生率较低；就系统疾病而言，老年人在循环系统和骨骼肌肉类疾病上发生不合理入院的概率较高。[②]

除此之外，我国老年患者的过度治疗还表现在过度用药这一点上，所谓过度用药是指患者超过临床需要使用一种或多种药物。[③]相对于其他年龄群体的患者，老年患者常患慢性疾病，他们比常人更多地依赖药物。以北京市老年人用药情况为例，詹思延等人对该地区 754 名老年人二周用药情况进行调查后发现，老年人药物使用频率达 77.6%；[④] 周云云等人对 124 名北京市海淀区老年人和 119 名北京市大兴区老年人用药情况所进行的调查表明，老年人药物使

① 唐珍：《中国人看病的钱 80% 花在临死前一个月治疗上》，http://health.sohu.com/20091229/n269287930.shtml，2020 年 7 月 12 日。

② 高晓娜、陈迎春、储召群、张丽晶：《新农合老年人住院服务过度需求特征及原因分析》，《中华医院管理杂志》2015 年第 4 期。

③ 齐玉琴：《老年人过度用药危害及合理用药措施》，《国外医学·老年医学分册》1997 年第 5 期。

④ 詹思延、李立明、李芫：《北京地区 754 名老年人二周用药调查》，《药物流行病杂志》1997 年第 1 期。

用频率高达 81.5%。[1] 由于很多老年患者罹患多种慢性疾病，他们不但经常服用药物，而且还会经常同时服用多种药物。有关调查显示，我国 65 岁以上的老年人中，有 25% 左右的老年人在同时服用 4—6 种药物，由于用药不当给老年人带来的问题也比其他年龄的人要多。[2] 在老年患者频繁用药和多重用药的情况下，过度用药问题难免发生。老年人的过度用药主要表现为经验用药、盲目用药、重复用药等现象。例如，周云云等人对北京地区老年人用药情况进行调查后发现：有 73.3% 的老年人经常根据自己或他人的经验自行服用药物，43.2% 的老年人从不咨询医务人员就服用家中的备用药，21.4% 的老年人服用过期药物，6.2% 的老年人曾经服错药物。[3] 另有报道称，老年人群私自购买的药物约为成人的 7 倍，且约有 2/3 老年人在身体不适的时候使用家中备用药。[4] 可见，老年人过度用药并非个别现象，而是普遍性的社会现象。

以上阐述的只是当前我国老年患者遭遇的主要过度医疗方式。除此之外，我国老年患者有可能还会遇到其他过度医疗行为。例如，在过度治疗方面，老年患者有可能会接受不必要的外科手术、化疗、输血等治疗方式。需要指出的是，老年患者遭遇过度医疗并非我国独有的现象，世界其他各国也存在此类现象。例如，澳大利亚研究人员通过查阅 10 个国家的 38 个案例后发现，约三分之一的老人在离世前 6 个月接受过"毫无意义"的过度治疗，涉及的治疗

---

① 周云云、郭桂芳：《社区老年人用药管理的调查分析》，《护士进修杂志》2002 年第 7 期。

② 侯赛：《老年人过度服药现象普遍重复用药 病上加病》，http://hnrb.hinews.cn/html/2017-01/05/content_20_1.htm，2020 年 7 月 12 日。

③ 周云云、郭桂芳：《社区老年人用药管理的调查分析》，《护士进修杂志》2002 年第 7 期。

④ 齐玉琴：《老年人过度用药危害及合理用药措施》，《国外医学·老年医学分册》1997 年第 5 期。

方法包括外科手术、化疗、影像诊断、输血和重症监护等。[1] 这说明老年患者遭遇过度医疗是当今世界很多国家共同面临的问题。它不仅是当今时代的一个医学问题，而且是一个伦理学问题，因为这一问题直接损害了老年患者的利益，影响医患关系。

## 二 老年患者过度医疗的后果

关于过度医疗问题，虽然目前人们对此还存在一定争议，并且这一争议主要集中在"过度"的衡量标准上，但是有一点却达成共识，那就是过度医疗存在诸多危害，包括自然科学和社会科学在内的越来越多的科学研究都已对此予以证实，老年患者作为弱势群体更是从中受到伤害。从伦理学的角度而言，老年患者所遭遇的过度医疗从根本上有违医学伦理学的四大基本原则，亦即不伤害原则、有利原则、尊重原则和公正原则，给国家、社会、家庭和个人都构成不良影响，其中表现最为突出的两大问题就是伤害老年患者和造成医疗卫生资源的浪费。

从老年患者的角度来看，过度医疗严重损害了老年患者的身心健康、侵害了老年患者的切身利益。科学研究表明，无论是过度检查还是过度治疗，都会损害患者的身心健康。以 X 线相关影像学检查为例，医学专家指出，这一检查会造成被检查者的部分机体细胞受损，患者在短时间内接受较多次数的 X 线照射的话，不仅将对其身体细胞造成不可弥补的损害，而且将大大增加未来诱发癌症疾病的概率。[2] 再以过度用药为例，临床资料表明，较之于青年人，老年人用药引起的毒性反应及副作用要高 3—7 倍，且药物毒副作用

---

① 万思琦：《澳研究：许多老人临终前曾被过度治疗》，http://www.huanqiu.com/r/MV8wXzkwOTYxNDZfMTM0MzE0NjcxMjM3MDY = ？s = uc_zaozhidao，2020 年 7 月 12 日。

② 魏莹、楚存坤、赵昕：《医院过度放射性检查调查与分析》，《医学理论与实践》2017 年第 16 期。

的发生率与使用药物的种类成正比。<sup>①</sup> 有关研究还表明，有近 1/7 的老年人死因源于其不合理用药而引起的不良反应，其发生率为 15%—20%，过度用药不仅导致药源性疾病的增加，同时造成老年人生命质量的下降。<sup>②</sup> 除了这些身体上的伤害，老年患者的心理健康也会受到影响。例如，某些医疗检查所提示的疑似结果无疑会加重老年患者的心理负担；临终老年患者遭遇过度抢救不仅使得其活得没有尊严，而且也会使其在心理上备受煎熬与痛苦。过度医疗不仅直接损害老年患者的身心健康，而且增加了老年患者及其家庭的经济负担。以医疗器械设备为例，早在 2011 年我国医疗器械设备的市场规模就达到 1200 多亿元，2000 年—2010 年的医疗器械设备复合增长率约 21.3%。<sup>③</sup> 我国医疗器械设备市场规模高速增长的现象在很大程度上反映了我国过度医疗问题的日益凸显，与之相应的则是我国卫生费用的增加，《中国统计年鉴 2019》显示，2000 年我国卫生总费用为 4586.63 亿元，2011 年增至 24345.91 亿元，而 2016 年进一步增加至 46344.88 亿元，2018 年高达 59121.90 亿元。<sup>④</sup> 由于我国是一个严重老龄化国家，老年人口卫生费用在卫生总费用中占的比重较高，因此，我国卫生总费用的大幅增长也反映了我国老年人口卫生费用的快速增长。就老年人卫生费用增长的影响因素而言，医疗技术进步就是其中之一。<sup>⑤</sup> 如果老年人在就医过程中过多使用高新技术设备、高档医疗器材和高档药物的话，其卫

---

① 胡翠兰、李勇军：《老年人的合理用药与用药原则浅析》，《实用中医内科杂志》2008 年第 6 期。

② 粟艳、杨喜忠：《不合理用药对老年患者康复的影响及预防措施》，《第四军医大学学报》2001 年第 10 期。

③ 刘雪娇、王颖颖、张凤、舒展：《过度医疗的诱因分析及界定方法研究》，《中国卫生事业管理》2016 年第 3 期。

④ 《中国统计年鉴 2019》，http：//www.stats.gov.cn/tjsj/ndsj/2019/indexch.htm，2019 年 7 月 20 日。

⑤ 王超群：《老龄化是卫生费用增长的决定性因素吗?》，《人口与经济》2014 年第 3 期。

生费用就会不可避免地增长，老年患者及其家庭也要因此承受更重的经济负担。显然，过度医疗违背了不伤害原则、有利原则、尊重原则（不少情形中，医方对老年患者实施过度医疗的时候并不需要取得患者的知情同意），它直接损害了老年人的身体利益和经济利益。

从社会的角度而言，过度医疗造成了医疗卫生资源的极大浪费。作为世界人口大国，我国的医疗卫生资源相对匮乏，尤其是随着我国人口老龄化进程的深化，医疗卫生资源供不应求的矛盾日益突出。然而，过度医疗使得人们在诊疗时原本可以采用简便的、廉价的、常规的、一次性诊断方式，现在却采用复杂的、昂贵的、高新的、重复性诊断方式；原本可以选用廉价药物和医疗耗材，现在却选用高价药物和医疗耗材；原本可以保守治疗，现在却选择手术治疗，诸如此类行为都会造成医疗卫生资源的极大浪费。以医疗检查为例，所开展的一项关于我国 CT 检查过度使用的研究，通过选取我国一个地级市所有具备 CT 设备的二、三级医院予以调查，调查结果表明，就 CT 检查结果的阴性率（即无异常的比例）和诊断符合率而言，被调查者 CT 检查中阴性率为 40.7%，临床与影像诊断符合率为 62.5%；就设备利用中的可替代性而言，有 7.21% 的患者可用 X 线检查来替代，有 5.13% 的患者可用 B 超检查替代。[1]众所周知，CT 检查费用远高于 X 线检查和 B 超检查费用，很多情形之下患者并不需要接受 CT 检查却接受了该检查，这只会造成医疗资源的浪费。事实上，该研究结果也表明，根据该市可节约水平和近年来 CT 的全国配置推算可减少不必要的检查费用高达 4 亿元左右。[2]关于这一点，2010 年我国召开十一届全国人大常委会第十

---

[1] 雷海潮、胡善联、李刚：《CT 检查中的过度使用研究》，《中国卫生经济》2002 年第 10 期。

[2] 雷海潮、胡善联、李刚：《CT 检查中的过度使用研究》，《中国卫生经济》2002 年第 10 期。

八次会议之际，全国人大常委程津培指出："当前我国各个地方的公立医院盲目扩张，购进昂贵的设备，在一定程度上造成了医疗资源的重复浪费。"① 我国本来就存在医疗资源相对匮乏的问题，过度医疗对于医疗资源的严重浪费势必加重这一问题。而且，前文也论及我国老年人内部医疗资源分配不公，当部分老年患者遭遇过度医疗的时候，就在一定程度上导致其他老年患者的正当的医疗需求无法得到满足，这从根本上有违公正原则。

除了上述不良后果以外，过度医疗还会对老年患者与医方的关系构成不利影响。医生无论是出于对经济利益的追求（虽然这种对利益的追求有时候是为了完成医院下达的业绩任务），还是出于自我保护（过度的举证倒置使得医生将过度医疗作为减轻或推卸自己责任的保护伞）的动机，他们利用自己在技术和知识上的优势地位，在没有充分告知患者的情况下诱导患者加大投入，这种行为势必破坏患者对医生的信任，导致医患关系紧张，制造和加剧医患矛盾。

当然，由于老年患者遭遇过度医疗是当今世界很多老龄化国家共同面临的问题，因此，老年患者过度医疗引发的危害也并非只存在于我国，有些问题同样存在于其他老龄化国家。正是因为这些危害，过度医疗引起了国内外包括医学界、经济学界、法律界、伦理界等在内的各界人士的高度关注。在我国构建积极老年型社会的过程中，人们越来越意识到，老年患者遭遇的过度医疗已经成为其中迫切需要解决的医学伦理问题之一。

## 第三节　家长主义对老年患者的干预

家长主义干预也是我国老年人在健康领域中经常面临的伦理问

---

① 王忠明：《"过度检查"应予有效遏制》，《中国医药科学》2011 年第 2 期。

题。家长主义（Paternalism）又名父爱主义，意思是像父亲那样行动或对待他人就像家长对待孩子一样。家长主义确信，为了他人的利益，可以不顾当事人的愿望或看法而去安排他人的生活。① 美国学者 Halper 的研究表明，老年人是成年人中最常成为家长主义努力目标的群体。② 老年人中尤以老年患者为甚，由于老年患者具有易患各种慢性退行性疾病、记忆力减弱、人格改变、自理能力下降等特征，③ 因此他们更易成为家长主义的干预对象。那么，我国老年患者一般会受到何种家长主义干预呢？家长主义干预老年患者又会产生怎样的后果呢？下文对这些问题进行阐述和剖析。

## 一 家长主义干预老年患者的表现

老年患者在生理和心理上的脆弱性使得其成为家长主义干预的重点对象。出于对老年患者的担心和保护，不但老年患者的亲属会对老年患者实施家长主义干预，老年患者所接触的医护人员、养老机构的服务人员、社会工作者等也会对其予以干预，甚至国家或政府都会对老年患者实行家长主义干预。就其表现形式而言，我国老年患者所受到的家长主义干预主要有：法律家长主义干预、医疗家长主义干预、医疗家庭主义干预这三种形式。

法律家长主义（Legal Paternalism）又称法律父爱主义，是指国家为了保护行为人利益的法律干预，它的核心特征是为了保护行为人的利益而干预行为人的行为。④ 国家之所以对行为人的利益予以干预主要基于这两点：一是对个人自治的平等保护，因为"在自治

---

① I. C. Henry and Glen Pashley, *Health Ethics*, Lancaster: Quay Publishing, 1990, p. 31.

② Thomas Halper, "The Double-Edged Sword: Paternalism as a Policy in the Problems of Aging", *Milbank Memorial Fund Quarterly, Health and Society*, Vol. 58, No. 3, July 1980, pp. 472 – 499.

③ 陈爱珠、方青枝：《老年患者的特点及相处技巧》，《中国现代药物应用》2010 年第 15 期。

④ 黄文艺：《作为一种法律干预模式的家长主义》，《法学研究》2010 年第 5 期。

与平等和正义的对决中，自治需要让位于平等、正义这两种更高位
阶的法律价值"①；二是对私权主体进行关爱性保护，由于人的理性
是有局限的，为了当事人自身的利益和实现其个人自治的最优化，
需要国家对人处于不完全理性、非理性的状态予以干预。② 基于此，
法律家长主义具有以下三个特征：一是为了阻止公民（或相对人）
的自我伤害和增进公民的利益；二是其措施必然是不同程度地限制
公民的自由或权利；三是这种措施在客观上也会产生有利于公共利
益的效果。就此而言，法律家长主义可以概括为"政府对公民强制
的爱"③。所有公民都会成为法律家长主义干预的对象，作为弱势群
体的老年患者更是其关注的重点对象。法律家长主义对我国老年患
者的干预体现在宪法、民法、行政法等各种法律制度上。例如，各
种健康、社会保障、公共安全方面的行政法就与老年患者密切相
关，这些法律制度中尤以我国关于老年人监护的法律制度最能体现
法律家长主义对老年患者的干预。老年人的监护是指对于民事行为
能力不充分的老年障碍人，为了照护其人身权利和财产权利而设置
的民事法律制度。④ 老年人的监护是国家法律对老年弱势群体的平
等保护。对于这些民事行为能力有缺陷的老年人，监护人承担起照
顾他们的人身和管理其财产等责任，并全权为被监护的老年人做
主。2012 年之前，我国法律制度中只有成年监护制度涉及老年人的
监护，该制度主要由《中华人民共和国民法通则》第 17—19 条的
规定组成，监护的对象是无民事行为能力和限制民事行为能力的成
年精神病人，对于老年人而言，只有老年精神病患者才成为成年监

---

① ［美］约翰·罗尔斯：《正义论》，何怀宏等译，中国社会科学出版社 1998 年版，第
37 页。

② 李欣：《辩证的私法自治——老年人监护制度的理论基石与路径选择》，《东岳论丛》
2013 年第 4 期。

③ 孙笑侠、郭春镇：《法律父爱主义在中国的适用》，《中国社会科学》2006 年第 1 期。

④ 杨立新：《亲属法专论》，高等教育出版社 2005 年版，第 290 页。

护制度的实施对象。我国原有的成年监护制度对老年患者实施强烈
的家长主义干预，例如限制被监护人直接参与民事活动，过分强调
监护人的职权、监护的职能、监护人对被监护人的人身监督，监护
人对被监护人的财产管理大包大揽等。① 随着近年来我国人口老龄
化速度的加快，出现了越来越多的高龄人口和老年痴呆患者，再加
上国际社会"维持本人生活平常化"和尊重自我决定权的理念的影
响，以及我国原有的成年监护制度难以达到有效保护不同老年人的
需要，2012 年 12 月 28 日，第十一届全国人民代表大会常务委员会
第三十次会议修订了《中华人民共和国老年人权益保障法》（实施
时间为 2013 年 7 月 1 日），该法增设的第 26 条规定了我国的老年
监护制度，自此我国老年监护制度予以确立。我国老年监护制度主
要包括两部分内容：一是老年意定监护，意即在老年人具有完全民
事行为能力时，根据自己的意志，在自己的近亲属或者其他与自己
关系密切、愿意承担监护责任的个人、组织中，通过监护协议确定
自己的监护人，待老人丧失或者部分丧失民事行为能力时，由其确
定的监护人承担监护责任；二是老年指定监护，意即老年人虽然未
通过意定监护事先确定自己的监护人，但当其丧失或者部分丧失民
事行为能力时，也应当对其予以监护，保护其合法权益。在这两条
规定中，由于意定监护以自我决定权的理念为基础，因而其优先于
指定监护。② 相对于我国原有的成年监护制度而言，老年监护制度
打破了原来只有老年精神病人才能受到监护的局限，具有普遍保护
老年患者的意义，这样一旦老年人的身体功能或精神官能出现衰退
之后，由于法律家长主义的干预，他们依然能融入正常社会，参与
普通生活，实现"维持本人生活平常化"的目标。另外，较之于原
有的成年监护制度，老年监护制度增加了意定监护方式，这体现了

---

① 康娜：《我国老年人监护制度探究》，《法商研究》2006 年第 4 期。
② 杨立新：《我国老年监护制度的立法突破及相关问题》，《法学研究》2013 年第 2 期。

国家对老年人自我决定权的尊重。

医疗家长主义（Medical Paternalism）是指在临床医疗领域，医生为了病人的利益，对病人行动自由予以干涉。① 无论中西方都有着医疗家长主义的传统。例如，西方的《希波克拉底誓言》要求医生："我要竭尽全力，采取我认为有利于病人的医疗措施，不能给病人带来痛苦与危害。"在中国，儒家"父父子子"的理念要求医生"医者父母心"，亦即医生要像父母疼爱孩子般去关心病人。在传统社会中，医疗家长主义合乎医学道德规范，理由有二：一是中西方都要求医生竭尽全力为患者利益着想，但是不要求医生按照病人所需去实践，不要求医生对患者履行知情同意的义务；二是医学专业化程度高，病人理解不了医学知识和医学术语从而不具备为自己做出医疗决定的能力，而且他们由于病痛不能理性地处理与自己疾病和健康相关的事宜，因此，医生才是做出决策的最为合适和权威的人选。② 进入现代社会后，人们逐渐意识到了医患之间的利益未必总是一致，当两者不一致时，医生未必总会维护患者的利益，患者也不可能无条件地信任医生，于是倡导医患平等、强调患者自主的"朋友型"医患关系模式开始推行。然而，"朋友型"医患关系模式的推行在我国面临各种现实困难，这里面既有传统文化因素的影响，又有医生和患者因素的影响，同时也与医学自身的性质分不开，这些具体因素在后文中将会详细阐述和剖析。因此，目前我国传统的父权式医患关系仍然占据主导地位，③ 医生和患者之间的关系依然以命令—服从式的关系为主，医疗家长主义依然盛行。一般的患者都会在很大程度上听从医生的指导和安排，在社会经济和

---

① Gary B. Weiss, "Paternalism Modernised", *Journal of Medical Ethics*, Vol. 11, No. 4, December 1985, pp. 184 – 187.

② 朱伟：《医疗家长主义在何种程度上得到辩护》，《伦理学研究》2018 年第 2 期。

③ 陈树林、李凌江：《知情同意中病人自主权和传统医疗父权的冲突》，《医学与哲学（A）》2003 年第 6 期。

知识掌握中处于弱势地位的老年患者更是成为医疗家长主义干预的对象，从是否接受医疗到具体接受何种医疗方案，医生的意见都起到决定性作用，很多老年患者出于对疾病的无知、恐慌和担忧以至于对医生言听计从。

除了医疗家长主义之外，医疗家庭主义也是我国老年患者经常在医疗中所受到的家长主义干预形式，只不过其干预的主体是老年患者的家人。医疗家庭主义是指患者家庭为了患者的利益，对患者的医疗决定和行动自由予以干预。我国作为一个深受儒家文化影响的国家，向来有着重视家庭的传统。按照儒家思想，由于家庭整体是最原始的阴阳整体，代表了人类存在的基本模式，因此，家庭被视为社会其他部分的最终自治单位而非独立的个体。家庭中某个成员患病不仅是他（她）个人的事情，还是整个家庭的事情。家属不但在照顾病人方面起着关键作用，而且拥有最终的决定权去接受或者拒绝医生为病人开的药方。关于这一点，病人本人与医生也是这么认为的。对病人本人而言，他们通常很愿意由家属来代表其在医疗保健方面做出决定。对医生而言，我国医生通常都会与病人的家属探讨诊断、预后、治疗以及所有与病人相关的其他问题，而不是与病人本人直接探讨。尤其是患者的诊断和预后严重之时，从古至今我国医生都会遵循将其首先告诉病人的家属而非病人本人的规则，因为儒家认为直接将不好的消息告诉患者，这是对其没有同情心的表现。总之，对我国而言，家庭在经济上、情感上和道德上有责任照顾每一位家庭成员的医疗保健。[①] 既然医疗家庭主义实施的对象是家庭中每一位成员，那么无论这位成员是否具备清醒意识和决定能力都不影响医疗家庭主义对其予以干预。因此，涉及老年患者，不仅仅是身患老年痴呆症之类疾病的老年人需要受到医疗家庭

---

① 范瑞平：《当代儒家生命伦理学》，北京大学出版社 2011 年版，第 22—23 页。

主义的干预，其他老年患者同样会受到医疗家庭主义的干预。

需要补充的一点是，无论是医疗家庭主义还是医疗家长主义，他们对老年患者的医疗干预所涉及的不仅是患者的医疗利益，也难免涉及患者追求某种生活方式的权利、行动自由、信仰自由等其他利益。总而言之，无论其是否具备自主能力，我国老年患者都会或多或少地受到各种家长主义的干预，作为社会弱势群体的老年患者就这样生活在各种家长主义交织而成的保护网中。

### 二　家长主义干预老年患者的后果

在奉行自主和自由原则的现代社会，家长主义尤其是硬家长主义备受争议。根据本质上自主的决定和行动是否能被干预，家长主义分为软家长主义和硬家长主义两种形式，前者认为只有本质上是非自主的决定和行动才可以被干预，后者认为无论其本质上是否自主所有的决定和行动都能被干预。① 硬家长主义由于违背自主原则面临伦理争议，它遭到了密尔（John Stuart Mill）等经典自由主义者的强烈反对。软家长主义即便由于其强调干预的仅是非自主行为和决定因而未曾引起太多争议，毕竟大多数人都认为任由非自主危险选择导致伤害发生是不正当的，② 但这并不意味着人们可以任意使用软家长主义的做法，软家长主义干预也需要遵循一定的道德正当性标准。家长主义面临的争议使得其不能简单地被判断为是善还是恶。与之相应，家长主义干预老年患者的后果也无法对其作出一个大一统的结论，只能一分为二地评价。

首先需要肯定的是，它是建立在尊重老年患者自主权基础之上的家长主义干预，它具有一定的合理性。这种家长主义干预就是一

---

① Mark R. Wicclair, *Ethics and the Elderly*, New York：Oxford University Press, 1993, p. 127.

② 肖健：《医疗家长主义合理性辨析——从广州华侨医院产妇拒剖案切入》，《道德与文明》2013 年第 1 期。

种软家长主义，它干预的是老年患者非自主行为和决定。"自主"（autonomy）一词起源于希腊语，由"自我"（autos）和"规则"（nomos）两词复合而成。最初自主仅指在希腊城邦内政治上的自治。后来自主应用到个人层面，具有诸如自治、自由权、个人选择、意志自由、行动自由、做他自己等多重含义。自主的含义虽然复杂且其界定亦存在分歧，但是大家都认同有两点是构成自主的必要条件：一是自由（独立于控制性影响）；二是能力（有意识行动的能力）。与之相应，自主的行动包含了这三个条件，即正常的选择者行动的时候（1）有意识地（2）具有理解力（3）没有决定他们行动的控制性影响。在这三者中，对于行动主体而言，条件 1 不存在程度问题，行动者或者有意识或者无意识；条件 2 和条件 3 则存在程度差异问题，例如不同的人有着不同的理解力，甚至同一个人对不同的事情其理解能力也存在差异。[1] 一个行动如果同时满足这三个条件其本质则是自主的，反之本质上为非自主。由于受到疾病的影响，老年患者的行动很有可能是非自主的。相关研究也表明，疾病在不同程度上影响患者尤其是老年患者的身心，患者在心理上往往觉得焦虑、恐惧甚至充满罪恶感，从而做出平时未曾做出的判断。[2] 在这种情况下，软家长主义对老年患者予以干预具有一定的合理性，比如以尊重老年人自我决定权为前提、以维护老年患者利益为目的的法律家长主义对失去自主能力的老年患者实施监护，医疗家长主义和医疗家庭主义在有自主缺陷的老年患者做出了伤害自己或者危及自身生命安全的非自主选择的时候予以干预，这些情况正如范伯格（Joel Feinberg）所说的那样，软家长主义是在

---

[1]  Tom L. Beauchamp & James F. Childress, *Principles of Biomedical Ethics* (Fourth Edition), New York: Oxford University Press, 1994, pp. 120 – 123.

[2]  Cassell, E. J., "Disease as an 'it': Concepts of Disease Revealed by Patients' Presentation of Symptoms", *Social Science & Medicine*, Vol. 10, No. 3, March-April 1976, pp. 143 – 146.

保护当事人不受"不真实反映其意志的危险的选择"的危害。① 此类软家长主义对于老年患者的干预不但维护了老年患者的利益，而且保护和提升了老年人的自治。

我们在肯定软家长主义对于老年患者的合理干预的同时，也要看到硬家长主义对于老年患者的干预所造成的不良后果，那就是侵害患者自主权和造成患者自主权的空置。如前所述，硬家长主义由于其有违自主原则而颇受争议。虽然有学者为硬家长主义辩护，认为只要对硬家长主义干预予以合理性限定，那么其存在也有一定的合理性。例如，针对医疗家长主义，Scoccia 就认为，如果硬家长式干预给患者带来的利益是巨大的，而对患者自主权的侵犯并不严重时，那么这种干预就是合理的。② 然而，患者自主和患者利益并非对立冲突的关系，患者自主本身就是患者利益的重要组成部分。作为三个最高层次的人权之一（另外两个最高层次的人权是福利和自由），自主的首要价值在于它是人的尊严的一个构成要素。③ 此外，自主还有鼓励个人的自我发展、防止干预者滥用权力等价值，④ 这些价值究其实质而言都是利益的体现。更为重要的是，在现代社会医学领域中，自主原则提出的目的是保护病人最佳利益的实现，换言之，患者自主是其维护和实现自身利益的根本途径，因为患者具备自主能力时才最有可能对自己的最佳利益做出判断。⑤ 这一点不只适用于医学领域，各个社会领域都是如此，这也是现代社会老年

---

① Joel Feinberg, *The Moral Limits of the Criminal Law*, vol. III: *Harm to Self*, New York: Oxford University Press, 1989, p. 99.

② Scoccia, D., "In Defense of Hard Paternalism", *Law & Philosophy*, Vol. 27, No. 4, 2008, pp. 351–381.

③ ［英］詹姆斯·格里芬:《论人权》，徐向东、刘明译，译林出版社 2015 年版，第 179—182 页。

④ 肖健:《医疗家长主义合理性辨析——从广州华侨医院产妇拒剖案切入》，《道德与文明》2013 年第 1 期。

⑤ 郝文君、李伦:《临床生命伦理视域中的自主》，《伦理学研究》2011 年第 1 期。

人监护制度应建立在尊重老年人自我决定权基础之上的重要原因。因此，硬家长主义干预貌似给老年患者带来某种利益，但是它限制了老年人的自治，导致老年人的自主权的沦丧，这种沦丧又会触及老年人的尊严、自由、地位、生命安全等利益，其结果可谓得不偿失。比如，在我国原有的成年人监护制度下，监护人对被监护的老年患者人身安全和财产管理大包大揽，限制或禁止被监护人的人身财产自由和行动自由，这种硬家长主义做法不仅不利于尊重老年人的意愿和保护老年人的人权，还将处于弱势地位的老年患者进一步边缘化。又如，某位临终老年患者的生命质量极其低下，他希望自己带着尊严离开人世，因而主动要求医生不要对他进行过度抢救，但是医生本着救死扶伤的目的强行对他进行抢救，即便老年患者抢救过来，这种生不如死的状态也损伤老人的尊严，同时让老人继续接受身心的双重折磨。再如，我国医疗家庭主义对老年人的干预往往以维护家庭整体利益为出发点，如果老年患者认为自己有可能恢复健康而不愿放弃治疗，但是其家人考虑到家庭经济承受能力而选择放弃，那么在这一情形之下家庭对老年患者予以硬家长主义干预，患者的健康乃至生命就会得不到保障。一项对安徽省合肥市巢湖市农村和城市两个社区及养老院（敬老院）的老年人的访谈与问卷调查结果表明，只有不足五成的老人认为生活满意度良好，不满意的重要原因之一就是老人不能完全按照自己的意愿行事。[①] 正因为自主权的丧失会引发系列问题，我国越来越多的老年患者开始重视自主权。协和老年医学科在 2014 年开展了一项关于北京社区老年人医疗自主性的横断面研究，该研究对北京市朝阳区两个大型社区的 900 名 65 岁以上老年人进行了问卷调查，调查结果表明，在这些受访的老人中，有 80.9% 的老人愿意知晓自己的真实病情；

---

① 李欣：《老年人的监护难题与法律对策》，《安徽日报》2016 年 3 月 8 日第 7 版。

52.4%的老人愿意自主做出治疗选择；只有 8.9%的老人愿意在罹患重疾或疾病晚期时接受创伤性的治疗措施；39.4%的老人在被介绍了预先医疗计划（Advance Care Planning，ACP 计划）① 这一概念后，表示他们愿意制定自己的 ACP 计划。② 硬家长主义不顾老年患者的意愿强行对患者进行干预，虽然出发点是为了老年患者的利益着想，但是由于其造成老年患者自主权的丧失，而这一后果又会引发其他相关问题，从而触及老年人的根本利益。因此，无论是从功利论的角度，还是从道义论的角度来讲，硬家长主义都很难得到伦理辩护并难以令人信服。

　　需要注意的是，我国对老年人实施家长主义干预的时候很容易流于硬家长主义形式。在法律家长主义方面，虽然我国在 2013 年开始实施老年人监护制度，这一制度规定了以尊重老年人自我决定权的理念为基础的意定监护，但是没有规定意定监护的具体实施方法，也没有规定监护监督的实体制度和具体程序。③ 如果不对监护人实施监督的话，监护人不但很容易对被监护人实施硬家长主义干预，甚至有可能不履行监护职责或者侵害被监护人的合法权益。在无法对监护人进行监视和评判的情况下，也就无法提出撤销监护人的诉讼。医疗家长主义方面，在当今我国病人的知情同意权还没有得到很好的实施以及老年患者对医学知识了解甚少的情形下，医生也容易对老年患者采取硬家长主义干预形式。在医疗家庭主义方面，传统观念对人们的影响深远，目前我国大多数老年患者由其家

①　它是指老年人在其身体尚好、具有决定能力的时候预先明确表述自己将来罹患重疾或者疾病晚期时愿意或不愿意接受哪些治疗，并选定自己的医疗代理人，以便万一将来老人丧失医疗决定能力的时候，代理人做出的治疗选择与老人主观愿望一致。

②　《医疗自主性，老人怎么看：协和老年一项社区调查研究》，https：//www. sohu. com/a/57613768_264916，2016 年 2 月 2 日。

③　杨立新：《我国老年监护制度的立法突破及相关问题》，《法学研究》2013 年第 2 期。

人（多数情况下为患者子女）代替做出医疗决策，[1] 在全权代理知情同意的情况之下，家庭对老人无疑也会更多地实行硬家长主义干预。总而言之，我国老年人所处的社会环境为硬家长主义的干预和实施提供了契机，这一点值得我们警惕。

当然，我们为了杜绝老年患者自主权的伤害所引发的系列负面效应而对硬家长主义干预予以警惕，并不意味着可以任意对老年人实施软家长主义干预。事实上，软家长主义在实施中也会面临一些困难。比如，我们应如何准确判断和确定病人的真实意愿这一方面，软家长主义就有可能转化为硬家长主义，对此我们又该如何设定自主性的标准。[2] 因此，软家长主义对老年患者的干预也应遵循一定的界限和相应的标准。总而言之，在倡导人的自由和人的解放的现代社会，我们需要谨慎干预老年患者的行动自由和决定，家长主义干预的目的应是帮助和提升老年患者的自治，而非伤害老年患者的自主权和限制老年患者的自治。

## 第四节　失能老人长期照料中的公正缺位

我国很多老年人需要照料，尤其是那些由于疾病、年迈虚弱、伤残、智障等因素导致其身体功能出现障碍而处于完全失能或部分失能状态中的老年患者，需要他人在较长一段时间内为其提供日常生活照料和保健护理等外部帮助，也就是提供长期照料（Long-Term Care）。我国对于失能老年人的长期照料主要包括家庭照料、机构照料和社区照料这三种形式，其中后两者为社会化照料。近年来，随着我国人口老龄化程度的不断加剧，我国失能老年人口总数

---

① 《医疗自主性，老人怎么看：协和老年一项社区调查研究》，https://www.sohu.com/a/57613768_264916，2016年2月2日。

② 朱伟：《医疗家长主义在何种程度上得到辩护》，《伦理学研究》2018年第2期。

日益增长，目前已经位居世界第一。全国老龄工作委员会办公室于2011年发布的研究报告《全国城乡失能老年人状况专题研究》显示，截至2010年底，我国有19.0%的老年人处于完全失能和部分失能状态，其总数约为3300万。[1]《中国老龄事业发展报告2013》数据显示，2012年我国共有3600万失能老年人，2013年这一数值增加到3750万，预计到2050年我国失能老年人将会高达1亿。[2]2016年由民政部、财政部、全国老龄办联合发布的《第四次中国城乡老年人生活状况抽样调查成果》进一步表明，我国失能、半失能老年人已经高达4063万人。[3] 失能老年人的长期照料问题对于我国这样一个严重老龄化的国家可谓事关重大。然而，当前我国失能老年人长期照料领域中存在一些不公现象，公正的缺位无论是对于被照料者还是照料者都产生了不良影响，从而引起了社会各界的关注。

## 一 公正缺位的表现

如同正义，公正也是人类社会一直追求的价值目标，它的含义丰富且用法不一。公正源于正义，在英语中公正和正义（Justice）皆起源于拉丁文的古罗马女神Justitia的名字，据说她是正义女神的化身，具有正直、公正、公道等美德。因此，在古希腊思想体系中，公正和正义是同一层次的概念，公正就是正义。在后世的发展中，公正作为古今中外学者们的聚讼焦点，人们相继对它做出各种解释，就像美国法理学家埃德加·博登海默（Edgar Bodenheimer）

---

[1] 苏群、彭斌霞、陈杰：《我国失能老人长期照料现状及影响因素——基于城乡差异的视角》，《人口与经济》2015年第4期。

[2] 陈泰昌：《中国城乡老年人失能状况与照护需求分析》，载党俊武《中国城乡老年人生活状况调查报告（2018）》，社会科学文献出版社2018年版，第139页。

[3]《三部门发布第四次中国城乡老年人生活状况抽样调查成果》，http：//www.mca.gov.cn/article/zwgk/mzyw/201610/20161000001974.shtml，2016年10月9日。

所形容的："正义有着一张普洛透斯似的脸（a Protean face），变幻无常、随时可呈不同形状并具有极不相同的面貌。当我们仔细查看这张脸并试图解开隐藏其表面背后的秘密时，我们往往会深感迷惑。"① 古罗马法学家乌尔庇安（Domitius Vlpianus）认为："正义乃是使每个人获得其应得的东西的永恒不变的意志。"② 古希腊哲学家亚里士多德也认为："正义包含两个因素——事物和应该接受事物的人；大家认为相等的人就该配给到相等的事物。"③ 中世纪经院哲学的哲学家托马斯·阿奎那（Thomas Aquinas）将正义描述为，"一种习惯，依据这种习惯，一个人以一种永恒不变的意志使每个人获得其应得的东西"④。近代英国著名哲学家约翰·密尔（John Stuart Mill）指出："每个人得到他应得的东西为公道；也公认每个人得到他不应得的福利或遭受他不应得的祸害为不公道。"⑤ 当代美国伦理学家阿拉斯戴尔·麦金太尔（Alasdair Chalmers MacIntyre）如此界定："正义是给每个人——包括给予者本人——应得的本分，并且是不用一种与他们的应得不相容的方式来对待任何人的一种品质。"⑥ 尽管学者们对公正有着各种诠释，但是很多人认可这一基本观点，即公正就是给予每个人应得的东西，公正和正义可谓同一概念。公正这一基本含义涵盖面很广，它既涉及整个制度的价值取向，也涉及各个社会成员的行为取向。因此，公正既是一种社会德性，也是一种个人德性。在各种德性中，公正作为在一定

① ［美］E. 博登海默：《法理学：法律哲学与法律方法》，邓正来译，中国政法大学出版社 2017 年版，第 266—267 页。

② ［美］E. 博登海默：《法理学：法律哲学与法律方法》，邓正来译，中国政法大学出版社 2017 年版，第 281 页。

③ ［古希腊］亚里士多德：《政治学》，吴寿彭译，商务印书馆 1965 年版，第 148 页。

④ ［美］E. 博登海默：《法理学：法律哲学与法律方法》，邓正来译，中国政法大学出版社 2017 年版，第 282 页。

⑤ ［英］约翰·穆勒：《功用主义》，唐钺译，商务印书馆 1957 年版，第 48 页。

⑥ ［美］阿拉斯戴尔·麦金太尔：《谁之正义？何种合理性？》，万俊人、吴海针、王今一译，当代中国出版社 1996 年版，第 56 页。

社会历史条件下对各种利益进行合理分配的一种道德，其意义尤为重要。因为道德的目的就是保障社会存在和发展，而社会又是一种每个人为了实现其利益而予以合作的形式，就保障社会合作的效用而言，公正在这方面的重要性远胜于包括宽恕、仁慈等在内的其他道德。① 正因如此，亚里士多德认为："在各种德性中，人们认为公正是最重要的。"②

　　然而，在我国失能老年人长期照料领域中，公正却缺位了。这一领域存在一些不公现象，性别不公就是首当其冲的表现。我国失能老年人长期照料中的性别不公既体现在被照料者方面，也体现在照料者方面。就被照料者而言，我国老年人失能率存在明显的性别差异，女性老年人失能率普遍高于男性老年人，前者比后者更容易遭受照料贫困。《中国城乡老年人生活状况调查报告（2018）》显示，全国男性老年人的失能率为 3.5%，女性老年人的失能率为 4.8%，女性老年人占全部失能老年人的比例高达 60.1%，女性失能老年人的人口规模明显大于男性失能老年人。这一调查表明，无论城乡我国老年人失能率都存在女性高于男性的现象。在城市，男性老年人失能率为 3.4%，女性老年人失能率为 4.4%；在农村，男性老年人失能率为 3.5%，女性老年人失能率为 5.1%。另外，无论哪个年龄段，女性老年人的失能率均普遍高于男性老年人，这种失能率的性别差异在 70 岁以前并不大，但是 70 岁以后，失能率的性别差异随着年龄增长而逐渐拉大。③ 除此之外，另一项研究运用组基轨迹模型考察了存活、死亡、失访老年人的失能轨迹以及总体老年人的失能轨迹的性别、城乡、队列差异，该研究结果也表

---

① 王海明：《公正论》，《中国人民大学学报》1999 年第 5 期。
② ［古希腊］亚里士多德：《亚里士多德全集》（第八卷），苗力田译，中国人民大学出版社 1992 年版，第 96 页。
③ 陈泰昌：《中国城乡老年人失能状况与照护需求分析》，载党俊武《中国城乡老年人生活状况调查报告（2018）》，社会科学文献出版社 2018 年版，第 143—154 页。

明，相对于男性老年人，女性老年人走上自理能力不健全轨迹的概率更高。① 与失能率密切相关的就是长期照料问题。女性老年人失能率高于男性老年人，这意味着前者比后者更需要长期照料。然而，我国女性的预期寿命又长于男性，而且相对于同一年龄段的男性失能老年人而言，高龄失能女性老年人的丧偶率更高，如果再没有子女和养老机构对其予以长期照料的话，她们更容易陷入无人照料的境地。就此而言，女性失能老年人比男性失能老年人面临的长期照料问题更为突出。

就照料者而言，当前我国长期照料失能老年人的任务主要由女性来承担。目前几乎在所有国家照顾劳动大部分全由妇女来承担，无论其是有偿的还是无偿的。② 作为一个有着悠久的"男主外、女主内"性别分工传统的国家，我国更是如此。当今我国尤其是农村地区对老年人的长期照料主要以传统的家庭照料模式为主。有关调查研究显示，我国城市和农村失能老人依靠家庭照料的比例分别高达81%和94%。③ 国内外相关研究表明，基于社会和家人的期望，绝大多数家庭照料者为女性，她们主要为被照料者的配偶、女儿和儿媳。④ 虽然近年来随着我国机构照料和社区照料这两种社会化照料方式的推行以及女性权益运动的推进，女性作为老年人家庭照料者的比例有所降低。然而，与此同时，又会有很多女性流入到社会化照料工作领域，女性依然成为这一任务的主要承担者。就提供家庭照料的配偶性别状况而言，由北京大学老龄健康与家庭研究中心

① 魏蒙、王红漫：《中国老年人失能轨迹的性别、城乡及队列差异》，《人口与发展》2017年第5期。

② 董晓媛：《照顾提供、性别平等与公共政策——女性主义经济学的视角》，《人口与发展》2009年第6期。

③ 苏群、彭斌霞、陈杰：《我国失能老人长期照料现状及影响因素——基于城乡差异的视角》，《人口与经济》2015年第4期。

④ Mui, A. C., "Caring for Frail Elderly Parents: A Comparison of Adult Sons and Daughters", *Gerontologist*, Vol. 35, No. 1, Febuary 1995, pp. 86 – 93.

承担的 2011 年—2012 年中国健康长寿调查（Chinese Longitudinal Health Longevity Survey，CLHLS）数据显示，大约有四分之一的男性失能老人依靠其配偶照料，但是只有 5% 左右的女性失能老人依赖其配偶照料。[①]《中国城乡老年人生活状况调查报告（2018）》也表明，在城市，有 59.3% 的男性失能老年人由配偶照料，只有 25.3% 的女性失能老年人由其配偶照料；在农村，有 55.1% 的男性失能老年人由配偶照料，只有 33.2% 的女性失能老年人由其配偶照料。[②] 就提供家庭照料的子女性别状况而言，2011 年—2012 年中国健康长寿调查（CLHLS）数据显示，在城市，由儿子和女婿对其予以照料的失能老年人比例约为 29%，由儿媳和女儿对其予以照料的失能老年人比例为 44%；在农村，由儿子和女婿对其予以照料的失能老年人比例为 36%，由儿媳和女儿对其予以照料的失能老年人比例为 41%。[③] 显然，在我国，女性比男性承担了更多的照料老年人的任务。

除了性别不公现象，我国失能老年人的长期照料领域中还存在制度不公现象。如同性别不公现象，这种制度不公现象既涉及被照料者亦即失能老年人，也涉及照料者亦即照料失能老年人的家人。就失能老年人而言，由于生活无法自理，他们需要接受长期照料，然而，不是每一位失能老年人都能由家人对其予以长期照料。在家人无法对其提供长期照料的情况之下，这些失能老年人将会面临照料贫困问题，一方面失能老年人尤其是农村重度失能老年人通常是老年人中经济状况最差的一个群体，另一方面有关研究表明失能老

---

①　苏群、彭斌霞、陈杰：《我国失能老人长期照料现状及影响因素——基于城乡差异的视角》，《人口与经济》2015 年第 4 期。

②　陈泰昌：《中国城乡老年人失能状况与照护需求分析》，载党俊武《中国城乡老年人生活状况调查报告（2018）》，社会科学文献出版社 2018 年版，第 159 页。

③　苏群、彭斌霞、陈杰：《我国失能老人长期照料现状及影响因素——基于城乡差异的视角》，《人口与经济》2015 年第 4 期。

年人的照料费用是同龄生活自理老年人生活费用的两倍以上，[①] 高昂的长期照料费用只能让这些贫病交加的失能老年人对社会化照料望而却步，其照料需求终将无法满足。对于这一弱势群体，正义的制度应该对其予以一定补偿。然而，我国失能老年人的需求很少受到制度制定者的关注，存在一定的制度盲区。以长期照料保险制度为例，当今世界很多步入老年型社会的国家都纷纷采取并实施这一制度来解决老年人的照护需求，德国早在 1995 年就对此予以实施，日本也在 2000 年实行该制度，而我国直到 2016 年 6 月人力资源和社会保障部才发布《关于开展长期护理保险制度试点的指导意见》，而且全国范围内只选择了 15 个城市和两个重点联系省份进行试点，[②] 这意味着还有很多地区的失能老年人无法享受这一保险以解决后顾之忧。就照料失能老年人的家人而言，即便失能老年人的家人愿意长期照料老年人，但是由于制度安排的问题，他们的收入和工作可能会受到影响。例如，照料者由于需要花费大量时间来照顾失能老年人，在我国缺乏与之相关的支持性政策或法规情况之下，用人单位将会因此克扣照料者的薪水甚至解雇照料者。再如，我国职工基本养老保险和基本医疗保险待遇与缴纳者的工资水平和缴费年限密切相关，但是照料者由于需要长期照料老人而影响工作甚至放弃就业，就会导致其工资水平下降或者基本养老保险和基本医疗保险缴费中止，影响其基本养老保险和基本医疗保险待遇。总而言之，当前我国政府相关部门并没有为解决老年人长期照料问题提供有力的制度性保障，无论是被照料者，还是照料者，他们都将遭遇制度不公，并因此承受更重的负担和损失。

---

① 蒋承、顾大男、柳玉芝、曾毅：《中国老年人照料成本研究——多状态生命表方面》，《人口研究》2009 年第 3 期。

② 朱艳霞：《探索中的长期护理保险》，《中国保险报》2018 年 1 月 3 日第 7 版。

### 二　公正缺位的后果

罗尔斯（John Rauls）曾言："公正是社会制度的首要价值，正像真理是思想体系的首要价值一样。"① 公正直接关系到社会的正常运转和健康发展，某一社会领域一旦公正缺位将会引发诸多社会问题，我国失能老年人的长期照料领域亦不例外，公正缺位无论是对于被照料者还是对于照料者都造成了负面影响。

就被照料者而言，他们所遭遇的性别不公和制度不公加重了其负荷，直接影响失能老年人的身心健康。首先，制度不公直接加重了失能老年人的经济负担。失能老年人一般自身收入不高，如果没有长期护理保险制度等相关制度对其予以支持的话，他们通常需要自己或家人来负担照料费用。相关调查表明，失能老年人的家庭照料费用占据家庭收入的45.14%，而社区照料和机构照料的费用占据家庭收入的比重更高，其中前者为90.06%，后者为124.15%，这甚至超出一个家庭的承受能力。② 显然，照料费用对于失能老年人及其家庭而言是一项很重的经济负担，高龄女性失能老年人更是不堪重负，其生活品质必受影响。除此之外，性别不公和制度不公对于照料者所造成的身心压力也会殃及被照料的失能老年人，影响失能老年人的照料品质。由于遭受不公待遇，照料者承担着很大的压力，当这种压力积累到一定程度之后，照料者将会发生强烈的应激反应，进而威胁到其自身的身心健康。照料者在身心受损的情形下，就会疏于照料失能老年人，减少对老人的关心和照顾，甚至迁怒于老人并虐待老人，失能老年人的照料品质势必下降或受损，其遭遇可想而知。事实上，2012年进行的一项关于我国杭州市接受长

① ［美］约翰·罗尔斯：《正义论》，何怀宏等译，中国社会科学出版社1988年版，第3页。

② 苏群、彭斌霞、陈杰：《我国失能老人长期照料现状及影响因素——基于城乡差异的视角》，《人口与经济》2015年第4期。

期照料失能老年人的调查结果表明，失能老年人的生活满意度总体
不高，其中表示"满意"和"很满意"的老年人比例仅为
12.90%，表示"一般"的老年人比例高达50.54%；失能老年人
的健康满意度更低，表示"满意"和"很满意"的老年人比例仅
占总数的1.09%，表示"不满意"的老年人比例高达52.17%。[①]
《中国城乡老年人生活状况调查报告（2018）》进一步指出，无论
城乡都有超过四分之三的失能老年人自我健康评价为"差"。该报
告显示，在我国失能老年人中，自我评价健康状况"比较差"和
"非常差"的比例分别高达38.1%和42.6%，要比生活能够自理的
老年人的同一比例分别高出19.0个和39.3个百分点；而失能老年
人自我评价健康状况"比较好"和"非常好"的比例却只有3.6%
和0.3%，这比生活能自理的老年人的同一比例分别低23.8个和
6.5个百分点。另外，该报告同时显示失能老年人的心理健康状况
也不容乐观，有近五分之一的失能老年人经常感到孤独，近五分之
一的失能老年人觉得自己"比较不幸福"或"非常不幸福"，近四
分之一的失能老年人认为老年人是"家庭的负担"。这些调查提醒
我国政府和社会需要进一步加强社会化的老年照料、老年看护和医
疗服务的建设，以满足失能老年人的生活需求。[②] 尤其值得注意的
一点是，相关研究表明，由于我国女性在家庭和社会分工以及资源
分配中所处的弱势地位，女性失能老年人的养老照料问题面临着更
大的挑战。[③] 长期照料中的性别不公和制度不公使得女性失能老年
人的处境可谓难上加难。

---

① 倪荣、刘新功、朱晨曦：《城市社区长期照料失能老人健康现状及其对策》，《中国老年学杂志》2012年第19期。

② 陈泰昌：《中国城乡老年人失能状况与照护需求分析》，载党俊武《中国城乡老年人生活状况调查报告（2018）》，社会科学文献出版社2018年版，第148—151页。

③ 张文娟、魏蒙：《中国老年人的失能水平和时间估计——基于合并数据的分析》，《人口研究》2015年第5期。

就照料者而言，性别不公和制度不公同样加重了照料者尤其是女性照料者的负荷，这不仅不利于他们的身心健康，而且不利于他们的家庭地位和社会地位。我国一项关于高龄失能老年人照料者的深度访谈表明，在心理健康方面，照料者感觉负荷严重，容易产生抑郁等消极情绪，他们面临着经济支出增长而无力承担老年人医药费，无力同时兼顾工作和照料老人，全心投入老人的照料工作而无暇休闲，没有时间考虑自己的个人发展等问题；在身体健康方面，照料者身体机能下降，存在疲惫不堪、食欲减退、睡眠障碍、健康恶化等状况。① 由于女性更多地承担了长期照料失能老年人的重任，她们的身心更易受损。美国学者 Dennis 等人从事的调查研究结果显示，在对 26 位中风老人的照料过程中，女性照料者比男性照料者面临着更高的焦虑等不良情绪问题。② 美国另一位学者 Stevenson 的研究也指出，相对而言，女性照料者具有忧郁情绪的比例较高，男性照料者则较少具有负面情绪。③ 在家庭地位和社会地位方面，由于性别分工问题，很多家庭通常由女性承担长期照料失能老年人的任务，女性照料者工作和就业因此会受到影响。由于精力有限，女性很难同时兼顾好照料老人和上班工作。为了更好地照顾老人，她们只能降低在工作上的努力程度，放弃自我发展和职务晋升的机会，有的女性甚至因此而放弃自己的工作。然而，女性照料家中老人通常没有报酬，与就业市场的有偿劳动相比，家庭内部的无偿劳动不仅意味着女性的价值遭到贬低，而且导致她们在经济上不得不依附其家人，造成她们在家庭中的从属地位。即便是她们从事有偿

---

① 唐咏：《高龄失能老人主要照顾者心理健康与长期照护体系的建立》，《学术论坛》2012年第 9 期。

② Dennis, M., Rourke, S. O., Lewis, S., Sharpe, M. & Warlow, C. A., "Quantitative Study of the Emotional Outcome of People Caring for Stroke Survivors", *Stroke*, Vol. 29, No. 9, September 1998, pp. 1867 – 1872.

③ Stevenson, Phelps J., "Family Stress Related to Home Care of Alzheimer's Disease Patients and Implications for Support", *The Journal of Neuroence Nursing*, Vol. 22, No. 3, June 1990, p. 179.

照料，相关研究表明，很多从事这一工作的人是处于社会边缘的女性群体。① 较之于其他职业人群，她们面临着多重社会歧视和剥削，其工资更低，劳动条件更差，工作更没有保障。②

失能老年人长期照料中的性别不公与制度不公对于被照料者和照料者所造成的负面影响貌似由个人在承担，但是最终会影响社会的发展。从女性发展与性别平等关系的角度看，在缺乏制度支持的情况之下，女性由于长期照料失能老年人而影响其工作和就业，甚至造成她们在家庭中的依附地位，这将阻碍女性的充分发展，加深社会性别不公平，不利于我国社会性别平等这一发展目标的实现。从家庭和谐促进社会关系的角度而言，在失能老年人的家庭中，如果被照料者和照料者都因为遭受不公而身心受损的话，整个家庭的生活质量势必下降，家庭关系也会变得紧张，从而危及和谐家庭的构建。作为社会的细胞，家庭和谐是社会和谐的基础，家庭不和谐势必会影响到社会的和谐发展。可见，失能老年人长期照料中公正的缺位影响的不仅是老年人及其家人的利益，甚至整个社会都会因此受损。

为了迎接 21 世纪人口老龄化的挑战，共同构建"不分年龄、人人共享"的社会，联合国于 2002 年 4 月在西班牙首都马德里召开了第二次世界老龄大会，审议并通过了《2002 年马德里老龄问题国际行动计划》。该计划提出了以"全世界所有人都能够有保障、有尊严地步入老年，并作为享有充分权利的公民参与其社会"（第 10 段）的总目标。作为老年人中的弱势群体，失能老年人想要有保障、有尊严地享受其晚年生活，尤其需要家庭和社会对其予以关

---

① Glenn，Evelyn Nakano，"From Servitude to Service Work：Historical Continuities in the Racial Division of Paid Reproductive Labor"，*Signs*：*Journal of Women in Culture and Society*，Vol. 18，No. 1，1992，pp. 1 - 43.

② 董晓媛：《照顾提供、性别平等与公共政策——女性主义经济学的视角》，《人口与发展》2009 年第 6 期。

怀，为其提供优质的长期照料服务。要做到这一点，失能老年人在长期照料中存在的性别不公和制度不公问题必须引起全社会的关注，使失能老年人及其照料者最终能够得到其应有的待遇。

## 第五节　老年人社会适应中的边缘化

社会适应在一般意义上是指个体或群体积极习惯他们感受到的新的社会环境的过程。[①] 由于社会环境的变化以及老年人自身年龄、地位和社会角色等因素的变化，每一位老年人都面临着社会适应的问题。老年人的社会适应情况不仅直接反映了他们的社会健康，而且也会影响其身心健康。因此，老年人的社会适应问题是老年健康研究中的一个重要议题，具有重大意义。然而，当前我国一些老年人在社会适应过程中遭到了社会主流的排斥，出现了边缘化趋势，这极其不利于老年人的社会健康。下面对我国老年人社会适应过程中的边缘化现象予以阐述，同时揭示和分析老年人的边缘化所造成的各种不良后果。

### 一　老年人社会适应中的边缘化表现

作为社会心理学中的重要概念，社会适应受到很多学者的关注。就老年人的社会适应而言，我国学者阎志强将其分为经济适应、心理适应、家庭关系适应、社会关系适应和居住安排适应这五个方面；[②] 陈勃则将其分为"生存性社会适应"和"发展性社会适应"两类，前者主要是指老年人在现实的社会生活中能够自理、存活的程度，后者主要是指老年人在现实的社会生活中能够发挥自身

---

①　程继隆主编：《社会学大辞典》，中国人事出版社 1995 年版，第 311 页。

②　阎志强：《广东退休老人社会适应研究》，《南方人口》2006 年第 4 期。

潜能、扩展自我价值的程度。① 另外，陈勃认为从其具体的内容来看，老年人的社会适应包括基本生活适应、人际关系适应、精神文化适应、个人发展适应这四大方面。② 从这两位学者对社会适应的分类中，可知老年人的社会适应情况主要体现在老年人的经济、文化、家庭、社会、个人发展等状况中。与之相应，老年人的边缘化趋势也通过这些状况体现出来。

我国老年人在社会适应中的边缘化表现之一：老年人经济地位的边缘化，这一问题又集中体现在老年人收入贫困这一点上。我国老年人的收入主要包括经营性收入、保障性收入、资产性收入和转移性收入这四种形式。③ 2005 年我国农村总体贫困发生率为 3% 左右，王德文等人的测算表明老年贫困发生率为 7.1%—9%，乔晓春等的测算表明老年贫困发生率为 17.5%，这表明老年贫困发生率是总群体的 3—5 倍。④ 近些年来，虽然随着我国国民经济的高速增长，老年人收入总体水平得到了一定程度的提升，但是较之于其他年龄群体，老年人的收入水平还是偏低，我国依然有不少老人处于低收入或贫困状态。2014 年中国老年社会追踪调查结果表明，我国老年人收入贫困的发生率较高且随着年龄的增长而上升，贫困老年人口规模巨大，其贫困状况令人担忧，全国有 4895 万老年人口收入水平低于 1.9 美元/天/人，5576 万老年人口收入水平低于国内低保线，7698—8959 万老年人口处于相对贫困状态。⑤ 第四次中国城

① 陈勃：《人口老龄化背景下城市老年人的社会适应问题研究》，《社会科学》2008 年第 6 期。

② 陈勃：《量与质互渗：从社会适应视角解析老年人口问题》，《西北人口》2008 年第 5 期。

③ 杨晓奇、王莉莉、董彭滔：《我国城乡老年人收入和消费状况》，载党俊武《中国城乡老年人生活状况调查报告（2018）》，社会科学文献出版社 2018 年版，第 171 页。

④ 杨立雄：《中国老年贫困人口规模研究》，《人口学刊》2011 年第 4 期。

⑤ 朱晓、范文婷：《中国老年人收入贫困状况及其影响因素研究——基于 2014 年中国老年社会追踪调查》，《北京社会科学》2017 年第 1 期。

乡老年人生活状况抽样调查结果也表明，虽然城乡老年人的收入在近年来都实现了增长，但是他们的收入都低于同期城乡居民收入水平，2014 年，我国城市老年人收入仅相当于同期城市居民人均可支配收入的 82.9% 以及同期城市单位在岗职工平均工资的 41.7%，而农村老年人收入只相当于同期农村居民人均可支配收入的 72.7%。[①] 正如我国学者邬沧萍和姜向群所共同指出的，收入贫困是当前老年人面临的最主要的经济问题。[②] 老年人因此成为当前我国精准扶贫的重点对象。

　　我国老年人在社会适应中的边缘化表现之二是文化生活边缘化。随着我国步入信息化、数字化时代，年轻一代开始处于新兴文化的主导地位，而老年人的文化生活则出现边缘化趋势。以我国自 2006 年以来开展的全民阅读活动为例，这是一项旨在改善广大民众文化生活的重要文化战略，占人口比重较大的老年群体在该活动中出现边缘化的趋势，主要表现在三个方面：一是在学术研究方面，鲜有学者关注全民阅读中的老年人群体，学术期刊网显示，截至 2017 年以前，只有 32 篇关注该主题的文献；二是在图书出版方面，出于经济效益的考虑，我国大多数出版社未将老年图书的选题策划与出版列为其图书出版计划，在现有的 500 多家出版社中，只有华龄出版社一家专门出版老年类相关的图书，但是比重仅占其总发行量的 8.4%；三是在数字阅读方面，我国成年数字化阅读接触者中，87.9% 是 18—49 周岁的人群。[③] 第四次中国城乡老年人生活状况抽样调查结果也显示，2015 年仅有 5.0% 的老年人经常上网，其中城

---

[①] 杨晓奇、王莉莉、董彭滔：《我国城乡老年人收入和消费状况》，载党俊武《中国城乡老年人生活状况调查报告（2018）》，社会科学文献出版社 2018 年版，第 170 页。

[②] 山娜、姜向群：《精准扶贫背景下我国贫困老年人的经济状况研究》，《现代管理科学》2018 年第 8 期。

[③] 宁传林：《全民阅读时代：别让老年人群体边缘化》，《中国报业》2017 年第 24 期。

市老年人的这一比例为 9.2%，农村老年人的这一比例为 0.5%。[①]
如果说阅读和上网仅是老年人文化生活的一隅，老年人的其他文化
生活领域同样面临着尴尬境地。在城市，老年人公共文化设施建设
存在空间分布不均、设施相对匮乏、设施种类单一、设施设计忽略
老年人的生理和心理特征、缺乏有效的管理机制等问题；在农村，
老年人公共文化设施更加匮乏，很多老年人承担着照顾孙辈和料理
家务的重任而无暇顾及自身的精神文化生活。[②] 这表明当今时代我
国老年人在文化生活中处于弱势地位，他们的文化生活空间非常有
限，其文化生活需求难以得到满足。

　　我国老年人在社会适应中的边缘化表现之三是老年人再就业边
缘化。老年人再就业不仅是其个人发展适应的重要途径，有助于老
年人发挥余热、增加收入和维护身心健康；同时也是应对我国人口
老龄化压力的有效选择，有助于减轻国家养老负担和促进国民经济
发展。因此，很多低龄老年人对于再就业有着较为强烈的意愿。事
实上，有学者在对我国城市老年人就业意愿进行研究和分析时发
现，大约有 1/3 的城市老年人具有就业意愿。[③] 但是，我国很少有
针对老年人的再就业市场，老年人再就业现状并不乐观。据《中国
劳动统计年鉴》相关统计数据显示，2000 年，我国城市 60 岁以上
退休老年人再就业率为 10.1%；到 2005 年，这一比例下降到了
9.7%。[④] 2013 年在上海市开展的一项关于 60—70 岁低龄老年人再
就业状况的调查也表明，在被调查的 667 名低龄老年人中，其中再
就业的老年人为 82 人，占总比例的 12.29%；未再就业的低龄老

---

　　① 冀云：《中国城乡老年人精神文化生活状况分析》，载党俊武《中国城乡老年人生活状
况调查报告（2018）》，社会科学文献出版社 2018 年版，第 376 页。

　　② 王秋惠：《拿什么来满足老年人精神文化需求》，《人民论坛》2017 年第 9 期。

　　③ 钱鑫、姜向群：《中国城市老年人就业意愿影响因素分析》，《人口学刊》2006 年第
5 期。

　　④ 胡江陵、王林：《人口老龄化背景下城市退休人员再就业问题》，《人民论坛》2006 年第
6 期。

年人为 585 人，占总比例的 87.71%。而且，这些再就业老年人的工作类型以体力劳动型居多且收入普遍偏低。① 相对于城市老年人，农村老年人的劳动参与率虽然要高一些，但是他们主要从事传统农业耕种，随着我国城镇化进程的推进，传统农业耕种的劳动方式将逐步减少，农村老年人同样面临着再就业困境。在人们心目中，老年人与退休画上了等号，老年人所拥有的丰富的工作经验和人脉资源很难有用武之处。

我国老年人在社会适应中的边缘化表现之四是老年人家庭地位边缘化。在传统社会，我国老年人向来就是一家之长，在家庭中具有至高无上的权威。然而，进入现代社会以后，随着传统大家庭的瓦解和核心家庭的兴起，老年人逐渐丧失了在家庭中的特权地位。老年人家庭地位出现边缘化趋势主要表现在三个方面：一是老年人由昔日的"家长"沦为现在的"被照料者"；二是老年人家庭生活的独立性和自由度降低；三是老年人在家庭生活中的决策权和管理权弱化。② 第四次中国城乡老年人生活状况抽样调查曾对老年人的家庭地位予以调查，在调查问卷中根据被调查者对"老年人家中办大事花钱谁做主"和"家里有重大支出谁说了算"这两大问题的回答，将老年人的家庭地位分为权威型（自己或配偶说了算）、协商型（共同协商）和听从型（子女说了算）这三种类型。调查结果表明，与 2000 年相比，本次调查中的权威型和听从型老年人比例都出现了大幅下降，而协商型老年人的比例却明显提高。2000 年权威型和听从型老年人的比例分别为 66.7% 和 29.3%，而协商型老年人的比例为 4.0%；2015 年权威型和听从型老年人的比例下降为 46.0% 和 16.7%，而协商型老年人的比例则上升为 37.3%。调

① 万芊：《城市低龄老年人再就业促进研究》，《社会科学研究》2013 年第 6 期。
② 梁鸿：《边缘化：老年人家庭地位日渐式微》，《社会》2000 年第 5 期。

查同时表明，年岁越高、健康越差的老年人，听从子女的比例越高。① 这表明随着我国现代化进程的推进，老年人在家庭中的权威地位在不断下降，对于家庭中的重大决策他们越来越多地需要与儿女协商，而非像传统社会那样一味地由老人说了算，这也表明我国老年人家庭地位的边缘化趋势。

以上罗列的只是我国老年人社会适应中边缘化的主要表现，现实中老年人遭遇的边缘化问题远非如此。例如，有关研究表明，我国老年人的日常生活消费也存在边缘化问题，当今市场很少关注老年人的特殊需求，针对老年人的产品和服务严重不足。② 再如，当今我国已经进入"扫码时代"，各种付款码、用餐码、快递码等等让大多数的老人感到无助，"扫码时代"导致大多数老人在"不得已"地被边缘化。③ 总而言之，当前我国老年人无论是在物质生活方面，还是精神生活方面，无论是在社会生活方面，还是家庭生活方面，都出现了边缘化趋势。

## 二 老年人社会适应中的边缘化后果

关于我国老年人社会适应中的边缘化问题，其实质正如我国学者王建民所言，它既是现代的老年人相对于传统社会老年人状况的边缘化，也是当前老年群体相对于其他年龄群体状况的边缘化。④ 这种边缘化直接导致了老年歧视，而老年歧视不但直接损害了老年人的切身利益，而且不利于年轻一代的健康成长，最终影响整个社会的良性发展。

---

① 刘妮娜：《中国城乡老年人的基本情况及家庭关系》，载党俊武《中国城乡老年人生活状况调查报告（2018）》，社会科学文献出版社 2018 年版，第 90—91 页。

② 李洋：《从社会排斥到家庭排斥——转型社会的老龄群体分析》，《求索》2007 年第 8 期。

③ 《如何解决智能时代的老人困境》，http://www.rmsznet.com/video/d198749.html，2020 年 7 月 2 日。

④ 王建民：《提倡孝道能弥补社会养老的缺口吗》，《中国社会导刊》2007 年第 4 期。

老年歧视（Ageism）一词最早是由美国国际长寿中心主席 Butler 在 1969 年提出来的，意指专门针对老年人所产生的偏见和歧视。① Butler 还指出，老年歧视通常包含这三点：人们在态度上对于老年人、老龄和老化过程持有偏见；在实践中对老年人予以歧视；在制度安排上减少老年人过上满意生活的几率并损害他们的个人尊严。② 这表明老年歧视不仅是一种如何看待老年人的思想态度，同时也是一种如何对待老年人的行动做法。Iversen 等人将老年歧视界定为"人们由于老年人的实际年龄或者把他们知觉成年老的，而对老年人形成消极或积极的刻板印象、偏见和/或者歧视。老年歧视可能是内隐的，也可能是外显的，而且以微观、中观或宏观等不同水平表现出来"③。这个定义表明老年歧视不仅表现为消极老年歧视，同时也表现为积极老年歧视也就是有利于老年人的歧视，譬如人们为老年人提供的诸如搀扶其出门等特殊照顾。然而，积极老年歧视也会产生消极影响，它在让老年人享受过度照顾的同时也会让人们在年老与体弱或无能之间画上等号。《中国大百科全书》将老年歧视定义为社会中在一定程度上流行的对老年人的成见、偏见以及由此产生的思想和行为。综合这些关于老年歧视的界定，可知老年歧视在总体上是对老年人的消极评价和不公做法。如前所述，我国老年人在经济地位、文化生活、再就业、家庭地位等各个方面都面临边缘化的问题。当老年人受到社会和家庭的双重排斥而逐渐淡出社会主流之后，人们就会有意无意地认为老年人不重要甚至没价值，"老"不再仅仅意味着年龄和辈分，它还意味着无用和多余。

---

① Butler, R. N., "Age-ism: Another Form of Bigotry", *The Gerontologist*, Vol. 9, No. 4, Febuary 1969, pp. 243 – 246.

② Butler, R. N., "Ageism: A Foreword", *Journal of Social Issues*, Vol. 36, No. 2, 1980, pp. 8 – 11.

③ Iversen, T. N., Larsen, L. & Solem, P. E., "A Conceptual Analysis of Ageism", *Nordic Psychology*, Vol. 61, No. 3, November 2009, pp. 4 – 22.

在这一情形之下，老年歧视便会逐步形成。2008 年我国学者吴帆曾以问卷调查的形式，同时面向大学生群体、低于 60 岁的上班群体以及 60 岁及以上的老年人群体这三类群体进行调研，调查他们对老年人的主观认知和对老年人产生现状的客观评价情况，调查结果表明，我国存在着老年歧视倾向。[①] 2010 年另一项关于老年歧视的跨文化比较研究也表明，较之于苏格兰老年人和移居苏格兰的中国老年人，居住在我国北京市的老年人在老化过程中具有更多的消极体验。[②]

　　老年歧视的存在首先不利于我国老年人的生存与发展，它直接影响了老年人的身心健康。老年歧视不仅使得人们对老年人产生偏见或成见，也会使老年人对自身的负面评价增多，在这种社会环境和心理暗示下，老年人的压力和抑郁情绪不断增加，从而影响其身心健康。Coudin 等人的研究发现，持有消极老化信念的老年人往往容易感到孤独、不愿意冒险、自我感觉健康状况差、求助行为多、具有较强的依赖性。[③] Levy 、Scott 等人的研究分别发现，内化了的消极老化刻板印象会影响老年人的身心健康以及使得老年人感觉到更大的压力。[④] 在老年人的身心健康受到影响的情况下，老年人的尊严和生活质量也会受到伤害。事实上，老年歧视给老年人带来的

---

① 吴帆：《认知、态度和社会环境：老年歧视的多维解构》，《人口研究》2008 年第 4 期。

② Laidlaw, K., Wang, D. H., Coelho, C. & Power, M., "Attitudes to Ageing and Expectations for Filial Piety across Chinese and British Cultures: A Pilot Exploratory Evaluation", *Aging & Mental Health*, Vol. 14, No. 3, April 2010, pp. 283 – 292.

③ Coudin, Geneviève and T. Alexopoulos, "'Help me! I'm old!' How Negative Aging Stereotypes Create Dependency among Older Adults", *Aging & Mental Health*, Vol. 14, No. 5, July 2010, pp. 516 – 523.

④ Levy, B., O. Ashman and I. Dror, "To be or not to be: The Effects of Aging Stereotypes on the Will to Live", *OMEGA-Journal of Death and Dying*, Vol. 40, No. 3, May 2000, pp. 409 – 420; Scott Stacey, B., B. R. Jackson and C. S. Bergeman, "What Contributes to Perceived Stress in Later Life? A Recursive Partitioning Approach", *Psychology and Aging*, Vol. 26, No. 4, December 2011, pp. 830 – 843.

不仅是情感心理的伤害，还有现实利益的损失。这是因为在整个社会对老年人持歧视性态度的情形下，资源掌握者难免受到影响，当其将歧视性的认知和情感态度转化成行为、习惯、法律或社会政策的话，就会造成在工作场所、医疗卫生、教育、公共服务、媒体、家庭等各个领域对老年人资源和机会分配的不公。[1] 在这一背景下，老年人的尊严和生活质量自然受到损伤。我国一项关于老年歧视的调查研究结果表明，老年人受到年龄歧视程度越严重，其生活质量水平越低，获得的社会支持水平也将越低。[2] 当然，这一点也表明老年人边缘化与老年歧视是互为因果的，老年人边缘化导致老年歧视，老年歧视反过来又会加剧老年人边缘化，两者相互作用，由此形成恶性循环。

　　老年歧视的存在同时也不利于年轻一代的健康成长，这一点得到了诸多相关科学研究的证明。例如，Laurence 等人的研究发现，持老年歧视态度的年轻人往往具有性行为、喝酒、吸烟和使用毒品等冒险行为，他们试图通过这些让自己感觉很强壮和坚不可摧的行为体验来减轻对死亡的焦虑。[3] 再如，Gilbert 等人在研究老年歧视态度对儿童心理行为发展的影响时发现，早期形成的老年歧视态度能够直接影响个体如何应对挑战、发展自我概念、接受个人的老化及其对待老年人的态度，这种对待老年人的消极态度又会影响成年后的孩子对年迈父母的照顾。[4] 又如，Palmore 的研究表明，对于老年人抱有更多偏见的人往往也会对其他年龄组的人抱有偏见。[5]

---

[1]　吴帆：《认知、态度和社会环境：老年歧视的多维解构》，《人口研究》2008 年第 4 期。

[2]　李春艳：《老年歧视的主观感受与社会支持及生活质量的相关性研究》，2016 年《中国医院药学杂志》学术年会，云南昆明，2016 年 7 月，第 426—427 页。

[3]　Popham, L. E., Kennison, S. M. & Bradley, K. I., "Ageism, Sensation-Seeking, and Risk-Taking Behavior in Young Adults", *Current Psychology*, Vol. 30, No. 2, May 2011, p. 184.

[4]　Gilbert, C. N. & Ricketts, K. G., "Children's Attitudes toward Older Adults and Aging: A Synthesis of Research", *Educational Gerontology*, Vol. 34, No. 7, June 2008, pp. 570 – 586.

[5]　Erdman B. Palmore, "Costs of Ageism", *Encyclopedia of Ageism*, 2005, p. 82.

非但如此，老年歧视的存在最终将影响整个社会的良性发展。首先，老年歧视的存在阻碍了我国积极老龄化目标的实现。积极老龄化是由联合国世界卫生组织对全球提出的并被 2002 年第二次世界老龄大会所确认的用以应对人口老龄化挑战的指导方针和行动指南。在此之前，世界卫生组织曾采用过健康老龄化的提法。积极老龄化是对健康老龄化的继承与发展，积极老龄化包含了健康老龄化，但前者比后者有着更加广泛的含义。所谓积极老龄化，世界卫生组织在《积极老龄化——政策框架》报告中对其如此界定："积极老龄化是指人到老年时，为了提高生活质量，使健康、参与和保障的机会尽可能发挥最大效益的过程。"根据世界卫生组织的解释，"积极"不仅指老年人的身体活动能力或其能够参加体力劳动，还指老年人不断参与社会、经济、文化、精神和公民事务。与健康老龄化的理念暗含老年人是社会的负担这一消极含义不同，积极老龄化不仅未视老年人为社会的负担，反而认为老年人是家庭和社会的宝贵资源，应该主动参与社会的发展。[①] 这种用积极的观点去认识和看待老年人和老年型社会的理念，颠覆了人们的传统偏见，有助于充分开发利用老年人人力资源和减轻老年型社会的发展负担，对于我国这样一个严重老龄化的国家有着非常重要的意义，成为当前我国应对人口老龄化挑战的发展战略和目标。老年歧视将老年人视为负担，对老年人存在偏见，这一现象显然与积极老龄化的理念背道而驰，它的存在必将影响我国积极老龄化发展目标的实现。其次，老年歧视的存在不利于我国构建和谐的代际关系与建设和谐社会。和谐的代际关系既是我国社会发展的重点目标之一，也是我国作为老年型社会保持社会发展活力的重要动力。然而，老年歧视的存在直接影响了和谐代际关系的构建，这主要是因为老年歧视所暗

---

① 《科技智囊》专题研究小组：《积极老龄化：从战略到行动》，《科技智囊》2011 年第 10 期。

含的针对老年人的偏见、污名化和消极刻板印象破坏了代际建立理解与合作关系的基础。① Kite 等人的研究发现，人们对于老年人的消极刻板印象直接影响代际间的交往和合作。② Weiss 曾对五大洲10 个国家的大学生进行调查，调查发现各国各个领域的学生都对从事与老年人有关的工作缺乏兴趣，不感兴趣的主要原因是社会不重视、经济报酬低、缺乏挑战性和个人投资、成就水平降低，另外还有诸如身体虚弱、残障等老年人自身因素。③ 不难看出，年轻一代对此不感兴趣的原因归根结底就是老年工作阻碍自我进步与发展。除此之外，老年歧视是掌握资源和权力的群体对其他群体实现控制的一种手段，④ 这种掌控势必会导致代际不公，上文所阐述的老年人边缘化现象就是一种代际不公的体现。由于代际公正是代际和谐的重要内涵，在代际不公存在的情况下，代际和谐必将不复存在，整个社会的和谐目标也将难以实现。

　　总而言之，老年人边缘化所导致的老年歧视既损害了老年人的切身利益，也影响了年轻一代的健康发展；既不利于个体的发展，也不利于社会的发展。《国际老龄行动计划马德里（2002）》里提道："在建设一个不分年龄、人人共享——其中老年人能够全面参与，不受歧视——的社会时，推动和保护所有的人权和基本自由，包括发展的权利至关重要。为维护老年人应该享有的尊严，最基本

---

　　① 吴帆：《代际冲突与融合：老年歧视群体差异性分析与政策思考》，《广东社会科学》2013 年第 5 期。

　　② Kite, M. E., Stockdale, G. D., Whitley, R. E. & Johnson, B. T., "Attitudes toward Younger and Older Adults: An Updated Meta-analytic Review", *Journal of Social Issues*, Vol. 61, No. 2, 2005, pp. 241 – 266.

　　③ Weiss-Gal, Idit, "Interest in Working with the Elderly: A Cross-national Study of Graduating Social Work Students", *Journal of Social Work Education*, Vol. 41, No. 3, 2005, pp. 379 – 391.

　　④ 吴帆：《代际冲突与融合：老年歧视群体差异性分析与政策思考》，《广东社会科学》2013 年第 5 期。

的任务是反对年龄歧视和尊重老人。"① 为了切实保护每一位老年人的利益，促进我国老年型社会的良性发展，缓解乃至根除老年人边缘化以及老年歧视现象，XXX 行动势在必行。

① 《2002 年马德里政治宣言与国际老龄行动计划》，《国际社会科学杂志（中文版）》2007年第 4 期。

第 四 章

# 我国老年健康伦理问题的
# 多维因素分析

当代我国老年健康领域中所存在的五大伦理问题的产生不是偶然的，而是各种因素长期综合作用的结果。其中既涉及我国社会经济大环境的变化，又涉及医疗卫生体制、医院管理制度等因素的影响，同时还与我国传承的和奉行的社会文化等因素、人们对于老年人以及老年人自身的认知、情感与态度等社会心理因素相关。这些因素与当前我国老年健康领域中存在的五大伦理问题并非简单的一一对应的关系，有些因素有可能同时导致多个问题的产生。因此，本章在对当代我国老年健康领域中存在的五大伦理问题进行多维分析时，并不是将这些问题进行简单的罗列，而是将导致这些问题发生的所有因素予以归类，分别从社会经济、制度、文化和心理这四个视角对其进行剖析。

## 第一节　我国老年健康伦理问题产生的
## 社会经济原因

对于我国老年健康伦理问题而言，社会经济因素是导致其产生的首要的、必不可少的原因，这不但是因为老年人的健康本来就与社会经济的发展状况密不可分，而且作为社会意识形态的伦理道德归根结底是由社会存在决定的。当代中国一方面经历着包括经济体制、发展方式和高新技术等在内的各种社会经济因素的巨大变迁；另一方面由于历史原因又保留着源自计划经济时代的城乡二元经济结构，这一切对于老年健康领域产生了广泛而又深刻的影响，下面对此进行分析和阐述。

### 一　我国经济的双重转型

从社会经济的角度来看，我国老年健康伦理系列问题的产生首先与我国经济的双重转型有着密切关系。所谓双重转型，是指体制转型和发展转型的结合。我国自 1979 年之后进入双重转型阶段，经济体制从计划经济体制转向市场经济体制，发展则从传统的农业社会转向工业社会。[1] 我国经济的双重转型构成了改革、开放和发展的基本主线，尤其是双重转型之间的互动关系为我国经济的高速增长注入了新的活力，推动了我国产业结构的调整、就业结构的变迁和收入分配的变革，加快了整个国民经济运行的市场化和工业化进程。[2] 非但如此，我国经济的双重转型还深刻地、有力地冲击和影响着人们的社会生活和文化心理，使整个社会领域因此发生了翻天覆地的变化。因此，我国经济的双重转型不仅是一场经济领域内的变革，更是一场全社会和整个中华民族的思想、文化、心理等方面的"革命"。[3] 这场"革命"影响到了我国每一个人的前途和命运，老年人亦不例外。作为跨越新旧两个时代的一辈人，老年人甚至比其他年龄群体受到时代浪潮冲击的更大。在这场"革命"中，老年人的社会价值和社会经济地位、老年人的生活状况、人们对老

---

① 厉以宁：《中国经济正在逐步实现双重转型》，《唯实（现代管理）》2014 年第 1 期。

② 徐玠、权衡：《中国转型经济及其政治经济学意义——中国转型的经验与理论分析》，《学术月刊》2003 年第 3 期。

③ 李钢：《论社会转型的本质与意义》，《求实》2001 年第 1 期。

年人的看法以及对老年人的照料和支持，都会发生变化，从而引发一系列老年人健康伦理问题。

我国经济的双重转型首先在整体上导致老年人社会经济地位的下降。在传统社会中，我国实行小农经济形式，家庭承担着生产的主要职能。这种职能的实现不仅要求家庭成员具有强壮的体力，更需要其具备丰富的生产经验。通常而言，老年人的生产劳动经验更丰富，年长者所积累的生产经验有益于社会生产，因此，在家庭中年轻人被要求听从甚至屈从于老年人。我国大一统的中央集权制和家长制又为人们尊崇老年人提供了制度保障，倡导"三纲五常"的儒学进一步为尊崇老年人提供了文化保障（关于这两点，在下文论述我国传统孝道时将对此予以详细阐述）。如此一来，在传统社会里，人们对老年人的基本态度是：在物质上老年人得到其子孙和全社会的赡养和扶助，在精神上老年人受到人们的普遍尊敬。其中，"赡养"是传统社会老年观的基础部分，而"尊敬"则是在这一基础上的核心内容，这些内容在社会生活中相互影响、相互渗透。① 关于这一点，我国学者姚远有过类似的见解，他认为在传统社会中我国老年人的社会价值得到最大程度的体现，且其社会价值具有层次性、伦理性、制度性和主导性的特征。层次性是指老年人具有实用性价值和象征性价值两个层次；伦理性是就老年人的社会价值的性质而言的；制度性是指老年人的社会价值是通过制度得以确立和强化的；主导性是就老年人社会价值的地位而言的。② 然而，随着我国从计划经济体制转向市场经济体制以及从传统农业社会转向工业社会，老年人的劳动生产经验已经不再像传统社会那般重要，具有创新能力的年轻一代占据了主导地位。众所周知，市场经济实行

① 倪跃峰：《中国社会的老年观及其成因》，《老年学杂志》1988 年第 5 期。
② 姚远：《老年人社会价值与中国传统社会关系的文化思考》，《人口研究》1999 年第 5 期。

的是优胜劣汰的竞争机制，老年人在知识掌握和创新思维等方面的落后性使得其在劳动力竞争中居于劣势。随着老年人在社会经济生活中的作用下降，他们的社会价值也大打折扣，社会主流亦随之逐渐对其予以排斥，老年人不再像以前那样备受尊崇，其社会经济地位逐步边缘化。在这一情形之下，老年人的诉求很容易被社会忽视，由此引发老年人医疗资源分配正义失衡、失能老年人的长期照料相关制度缺失正义、老年人更容易受到硬家长主义干预，以及老年人在社会适应中被边缘化等系列老年健康伦理问题。

我国经济的双重转型也会造成区域之间的经济发展不均衡以及个体之间的贫富差距，从而导致老年人医疗资源分配横向不公问题的出现。作为一个发展中国家，我国人口众多，地域辽阔，各地条件又存在巨大差异。在这种情形下，我国只能采取"先富带动后富"最后达到共同富裕的经济发展战略，其目的和意图正如邓小平同志所言："在经济政策上，我认为要允许一部分地区、一部分企业、一部分工人农民，由于辛勤努力成绩大而收入先多一些，生活先好起来。一部分人生活先好起来，就必然产生极大的示范力量，影响左邻右舍，带动其他地区、其他单位的人们向他们学习。这样，就会使整个国民经济不断地波浪式地向前发展，使全国各族人民都能比较快地富裕起来。"① 经济学界的学者也指出：我国经济的双重转型具有"中国特色"，其特征主要表现为从农村到城市的市场经济的渗透和从沿海向内陆的市场经济的波及这两个侧面。从地域方面来看，我国经济的双重转型从一开始就有两个特征：一是与市场化相伴随的是区域非均衡发展，二是经济迅猛发展并不一定推进地域一体化。② 虽然说"先富带动后富"的经济发展战略是我国共同富裕的实现途径和必由之路，但是受制于一定的社会历史条

---

① 《邓小平文选》第2卷，人民出版社1993年版，第152页。

② ［日］加藤弘之：《中国经济的双重转型及其到达点》，《经济学动态》2003年第8期。

件，部分先富和共同富裕还是存在一定的冲突和相互分离的危险，因为前者体现的是效率原则，后者体现的是社会公平原则，过于注重效率就会在一定程度上牺牲对公平的追求，造成区域之间和个体之间贫富差距的扩大，对社会发展产生各种不良影响。就其对老年医疗资源分配不均的影响而言，我国学者杜鹏就曾分析指出：这种"先富带动后富"的经济发展方式造成了我国省际、区域之间经济发展的不平衡，由于经济基础决定上层建筑，各地的经济发展水平又决定了它能够为老年保障提供社会资源的多少，这种地区经济发展的不平衡直接造成老年群体社会生活条件与经济、医疗保障水平的地区不公平。① 由此可见，我国老年人医疗资源分配横向不公与我国经济的双重转型有着密不可分的联系。

除此之外，我国老年患者遭遇过度医疗以及失能老年人在长期照料中遭遇到的不公也在一定程度上与我国经济体制的转变有关。1985 年国务院发布《关于卫生工作改革的若干规定的报告》，由此拉开我国社会资本进入医疗行业的序幕，我国医院从此借助市场模式运营，医疗活动开始受到市场经济的影响。由于市场经济的核心是追求利益的最大化，过度医疗作为谋利的手段，受到一些医院和医生的热捧，过度医疗由此常态化和普遍化。② 在这种大环境之下，我国老年患者也难免会遭遇过度医疗问题。另外，市场经济追求利益最大化的特征也会使得用人单位不愿承担员工照料家里老人所产生的时间成本和经济成本，尤其是我国在经济转型过程中所实行的城市国有企业改革使得政府和用人单位大幅度减少了对照料老人和儿童的支持，③ 这在一定程度上造成了我国失能老年人在长期照料

① 杜鹏：《中国老年公平问题：现状、成因与对策》，《中国人民大学学报》2017 年第 2 期。

② 郭福玲、尹学东：《过度医疗原因解析》，《医学与哲学（B）》2017 年第 6 期。

③ 董晓媛：《照顾提供、性别平等与公共政策——女性主义经济学的视角》，《人口与发展》2009 年第 6 期。

中的不公待遇。

上述事实并非是要否定我国经济双重转型尤其是社会主义市场经济体制的确立对于国家和民族发展的巨大意义，任何一个国家在社会转型期时都会遭遇社会利益格局的新变化、面临社会利益冲突问题，我国也不例外。只是相对其他年龄群而言，我国老年人作为弱势群体，其利益受到了更大的冲击，所面临的社会问题更多而已。这一切并非因为市场经济体制和工业社会本身有问题，而是因为我国在经济转型过程中没有妥善处理的效率与公平、经济效益与社会效益之间的关系。

### 二 城乡二元经济结构的长期存在

除了我国经济的双重转型之外，我国城乡二元经济结构的长期存在也会导致我国老年人医疗卫生资源横向分配不公。如前所述，我国医疗卫生资源分配格局表现为重城市轻农村，在这种大环境下城乡老年人的医疗卫生资源分配明显存在不公，而这一切又与我国城乡二元经济结构的长期存在有着密切联系。

所谓城乡二元经济结构是指，在一国经济中两种性质截然不同的经济部门并存的格局，其中一个经济部门用现代方法进行生产，其生产率和工资率都高；另一个经济部门用传统方法进行生产，其生产率和劳动报酬都低；前者主要指城市工业部门，后者主要指乡村农业部门。① 一个国家从传统农业社会走向现代工业社会的过程中，城乡二元经济结构的出现是普遍现象，在我国这一现象亦不可避免。自 1949 年中华人民共和国成立以来，我国城乡二元经济结构一直十分突出，它成为当今我国国民经济的基本特征之一。从历史的角度来看，城乡二元经济结构的产生是社会生产力发展的必然

---

① 张军果、秦松寿：《我国二元经济结构的固化与转化》，《中央财经大学学报》2005 年第 4 期。

结果，当社会生产力发展到一定程度就会出现社会分工，随着社会分工的发展就会逐步形成城市和农村二元经济。① 马克思曾指出："一切发达的、以商品交换为媒介的分工的基础，都是城乡的分离。可以说，社会的全部经济史，都概括为这种对立的运动。"② 关于这一点，我国也不例外。然而，与别的发展中国家相比，我国的城乡二元经济结构有两大特征：一是存在刚性的态势和固化的迹象；二是没有带来农村经济的繁荣。就前者而言，通常城乡二元经济结构随着经济发展会朝着一元经济演进，然而，我国的城乡二元经济结构不仅变化缓慢，而且出现反复的迹象，具有较大的波动性和曲折性。新中国成立至今，我国的城乡二元经济结构的形成与演化历经了三个阶段：第一阶段为 1949 年—1978 年，这是我国重工业优先发展、二元经济结构突显的阶段；第二阶段为 1978 年—1996 年，这是我国体制改革不断推进与二元经济结构在波动中艰难调整的阶段；第三阶段为 1996 年至今，该阶段我国二元经济结构进一步固化。我国城乡二元经济结构固化的原因有以下三个方面，我国就业结构的转换严重滞后于产值结构的转换、第三产业发展严重滞后于经济发展，以及城市化发展严重滞后于工业化进程，我国之所以出现这三大问题又是源于传统工业化道路和传统经济体制的影响，以及改革开放以来通过农村工业推进二元经济结构转换的非城市化发展道路。③ 关于我国城乡二元经济结构没有带来农村经济繁荣这一点，可以从我国城乡居民收入差距中得到印证。1978 年我国城乡居民收入比率为 2.37∶1，20 世纪 80 年代初期这一比率有快速下降之势，1985 年下降为 1.72∶1。然而，自 1985 年之后，我国城乡居民收入比率又呈迅速上升之势，从 1985 年的 1.72∶1 提高到

---

① 李昌明、王彬彬：《中国城乡二元经济结构转换研究》，《经济学动态》2010 年第 10 期。

② 《马克思恩格斯全集》第 23 卷，人民出版社 1972 年版，第 390 页。

③ 张军果、秦松寿：《我国二元经济结构的固化与转化》，《中央财经大学学报》2005 年第 4 期。

1999 年的 2.65：1，2000 年达到2.80：1，2003 年继续扩大到 3.24 ：1，2008 年城乡居民收入比率高达 3.36：1，2009 年为 3.33：1。如果将医疗、教育、社会保障等非货币因素考虑入内，我国城乡居民收入比率为 5.16：1。[①] 近年来我国城乡居民收入比率虽然略有下降，但是《中国统计年鉴 2019》有关数据显示，从 2013 年到 2018 年这 6 年期间，城镇居民人均可支配收入分别为 26467.0 元、28843.9 元、31194.8 元、33616.2 元、36396.2 元、39250.8 元，农村居民人均可支配收入分别为 9429.6 元、10488.9 元、11421.7 元、12363.4 元、13432.4 元、14617.0 元，我国城乡居民人均可支配收入基本比率基本上维持在 2.7：1 左右的水平，城市居民人均收入始终远高于农村居民人均收入。[②] 我国城乡二元经济结构之所以没有带来农村经济的繁荣，是因为我国出于优秀发展工业尤其是重工业的需要，为了能为此提供资金和优质劳动力，从而制定一系列制度将农民固定在土地上。[③]

我国城乡二元经济结构的长期存在对城乡老年人的生活势必产生深刻地影响。由于从新中国成立伊始我国便采取重工业轻农业的发展战略，导致农村的发展不能和城市的发展站在同一起跑线上，再加上城乡二元经济结构的长期存在和固化态势，这就使得我国城乡之间的差距进一步扩大。在这种大环境之下，城乡老年人的生活无疑存在较大差异，农村老年人在医疗机构、医疗卫生设施、卫生技术人员配置、医疗保障等方面的待遇都远不及城市老年人，城乡老年人之间的医疗资源分配不公由此形成。对于这种城乡老年人之间的不公状态，正如我国学者杜鹏所指出的，这种不公并非由于个体的努力和能力不同所造成的，而是一种结构性差异，这是个人无

---

①  任毅、易淼：《贫富差距的学理演进与引申》，《改革》2011 年第 2 期。

②  《中国统计年鉴 2019》，http：//www.stats.gov.cn/tjsj/ndsj/2019/indexch.htm，2020 年 7 月 1 日。

③  李昌明、王彬彬：《中国城乡二元经济结构转换研究》，《经济学动态》2010 年第 10 期。

法改变的。① 因此，为了实现我国城乡老年人医疗卫生资源分配正义和健康公平，从根本上来讲，需要我国逐步消除城乡二元经济结构问题，加速城乡二元经济结构向一元的转换。

### 三　医学高新技术的开发和应用

现代科学技术的迅猛发展也是当代我国老年健康伦理问题产生的重要原因之一。具体而言，现代医学高新技术的开发和应用是导致过度医疗和医疗家长主义这两个老年健康伦理问题产生的重要社会因素。

20 世纪中叶第三次工业革命之后，现代科学技术得以迅猛发展，21 世纪人类社会又迎来以人工智能、生物技术、虚拟现实、量子信息技术等内容为主的第四次工业革命，现代科学技术的发展态势更是日新月异。在这一时代背景之下，医学高新技术作为现代科学技术的重要组成部分得到深入开发和广泛应用。近几十年以来，医学影像技术、医学内窥镜技术、监测技术、核医学技术、电子显微镜技术、器官移植、人工器官和医药新技术等医学高新技术纷纷兴起，② 各种物理、化学、生物尖端技术广泛应用于诊疗、护理、预防、保健和康复过程中。现代医学高新技术通常具有四大特点：一是技术先进，它是建立在最新科学理论基础之上的尖端技术；二是发展迅速，由于医学高新技术发展速度加快，使得医学知识和技术的更新周期大大缩短；三是适用面广，医学高新技术在临床应用中覆盖了各个专科，可干预和控制包括人的出生、发育、衰老、疾病和死亡在内的整个生命过程；四是增值性强，这是由于医学高新技术成本高昂且技术领先势必造成高收费，而且它的应用明

---

① 杜鹏：《中国老年公平问题：现状、成因与对策》，《中国人民大学学报》2017 年第 2 期。

② 葛洪刚、兰迎春、王书福、王学春：《医学高新技术应用的社会效应与伦理原则》，《中国医学伦理学》2005 年第 5 期。

显提高了资源利用率和工作效率，从而能为研制方和使用方带来巨大经济效益。① 毋庸置疑，现代医学高新技术的开发和应用有着巨大的意义和价值。它加深了人类对疾病的认知，帮助人类及早发现和治疗疾病，从而在很大程度上维护和提高了人类的健康水平，延长了人类的寿命，减轻了人类的痛苦，改善了人类的生活质量。就此而言，现代医学高新技术给人类社会带来了福音。

然而，科学技术的开发和应用向来就是一把双刃剑，现代医学高新技术更是如此，它的开发和应用在造福于人类的同时，也会引发很多社会问题，其中就包括老年患者的过度医疗。不可否认，医学高新技术的开发和应用确实极大地提高了疾病的诊疗水平，尤其是在治疗重危病患和延长人类寿命方面，医学高新技术起着尤为重要的作用，这一点使其受到很多老年患者及其家人的推崇和追捧。从患者角度看，在条件许可的情况下，我国老年患者及其家属在接受医疗救治时都会主动要求使用医学高新技术，认为医学高新技术更可靠，由此导致医学高新技术在临床中过度使用。殊不知医学高新技术在预防疾病、促进健康、避免早死、追求安详死亡等方面少有贡献。② 从医方角度看，由于医学高新技术在研究、开发和购买中需要投入大量的人力、物力和财力，且其管理和应用需要有高科技人才，这种高昂的成本和高端的技术导致医学高新技术的高收费。上文提到，医学高新技术具有增值性的特点，它能为研发部门和使用部门带来巨大的经济效益。因此，在利益驱使之下，医学高新技术研发部门和医院也会煽动或鼓动老年患者使用医学高新技术进行诊治，而不管其是否真正适用，由此造成了医学高新技术的滥用，导致过度医疗现象的产生。关于这一点，医学界人士也指出

---

① 刘伶俐、文亚名：《医学高新技术临床应用对医患关系的影响》，《中国医学伦理学》2016 年第 3 期。

② 杜治政：《莫盲目追捧医学高新技术》，《健康报》2014 年 1 月 13 日第 6 版。

过，医疗器械生产制造商和销售商对经济利益的追求、医务人员的急功近利思想、患者对健康恢复所抱有的不切实际的幻想，以及人类对医学高新技术客观认识的局限性等因素，都会造成医学高新技术的过度使用乃至滥用。①

从另一个方面来讲，医学高新技术的使用需要医生的指导和干预，从而导致医疗家长主义的产生。正因为医学高新技术并不适用于所有患者，目前医学高新技术受市场影响大多以攻克疑难重症为目标，② 它只能让少数人从中受惠，而且其对象必须是适宜人群，对于不适宜对象而言，医学高新技术只会给其带来痛苦和灾难。在这种情形下，如果老年患者及其家人出于对医学高新技术的过于迷信和盲目追捧，在明知自己不适合的情况下却强行要求使用该技术进行诊疗的话，医生需要对这种医疗决定加以干预，医疗家长主义也就有了存在的理由。除此之外，由于医学高新技术建立在最新科学基础理论之上，具有专业性的特点，在医患信息不对称、患者对医学高新技术无知的情况下，医学高新技术的应用需要参考接受过严格的专业训练、具备丰富临床实践经验的医生的专业性意见，老年患者因其在生理特征和知识掌握方面的弱势地位尤其需要医生的指导和干预，这也为医疗家长主义的存在提供了契机。

总而言之，虽然医学高新技术的开发和应用为老年患者带来了福音，但是如果缺乏相应地法律监管和伦理引导，医学高新技术就有可能被人们滥用，造成过度医疗，反而对人类健康和生命造成伤害。为了能够让医学高新技术真正造福于老年患者，人们应该培养对医学高新技术的正确认知和态度。做到这一点不能仅仅依靠医生对患者及其家属普及相关科学知识和医疗干预，还需要政府部门、大众传媒等相关部门对其加强监管和宣传，后文将对该问题予以进

---

① 罗勇：《警惕新的诊疗技术带来的过度医疗》，《临床误诊误治》2015 年第 1 期。
② 杜治政：《莫盲目追捧医学高新技术》，《健康报》2014 年 1 月 13 日第 6 版。

一步探讨。

## 第二节　我国老年健康伦理问题产生的 制度原因

　　制度缺陷是我国老年健康伦理问题产生的又一根源，这是因为社会主体的所有行为都是在既定的制度环境中实施和开展的，制度对社会组织和社会个体起到约束、指导和调整作用，因此，我们需要从制度的角度来探索和分析我国老年健康伦理问题产生的原因。制度作为经济学界、社会学界、政治学界、伦理学界等在内的社会各界人士广泛关注的议题，其含义有多种界定与划分方式。例如，在层次上，制度可划分为正式制度与非正式制度；在内容上，制度可划分为经济制度、政治制度、法律制度、社会保障制度、文化制度等。本文所阐述的制度为正式制度，它是指以法度、规范、习惯为核心，依一定的程序由社会性组织来颁布和实施的一整套规范体系和社会运行机制的总和。[①] 与我国老年健康伦理密切相关的制度主要有医疗卫生财政投入制度、医疗保障制度、卫生法律制度、老年人监护制度、老年人长期照料相关制度以及其他与老年人相关的公共政策等。如果这些制度存在弊病或缺陷的话，它们将会对老年健康产生不良影响，进而导致老年健康伦理问题的产生。虽然老年健康伦理问题的产生涉及众多制度，但是由于这些制度都是由政府部门制定出来的，因此究其症结和根源，这些制度存在弊病或缺陷要么是源于政府职能的缺位，要么是源于政府职能的越位。基于此，从制度的视角来分析，政府职能的缺位和越位才是老年健康伦理问题产生的最终根源。下面对这一问题予以详细阐述和分析。

------

　　[①]　倪愫襄：《制度伦理研究》，人民出版社 2008 年版，第 5 页。

### 一　政府职能的缺位

所谓政府职能的缺位主要是指政府有关部门没有承担起其应有的责任。例如本来应当由政府生产和提供的公共产品和服务而政府却没有尽职尽责，从而造成某些公共领域出现了"真空"而不能满足社会需要。政府职能的缺位会造成制度的不足和缺失，而制度的不足和缺失反映了政府职能的缺位。就我国老年健康领域而言，政府职能的缺位造成的制度的不足和缺失主要表现在以下几个方面：

一是老年人权益保护制度的不健全和禁止老年歧视法规的缺失。目前我国关于老年人权益保护的法律只有一部，那就是1996年颁布的《中华人民共和国老年人权益保障法》。这部法律不但缺乏对老年人的生活保障、医疗保障和社会福利等方面具体而有效的规定，而且缺乏对于侵害老年人合法权益的行为予以有力惩治的条款，制度规定比较笼统且无操作性，使得其在实际工作中难以得到真正落实而不能适应社会发展的需要。[①] 在国家尚未对老年人的合法权益予以足够重视的情况下，社会和其他群体随之也会忽视老年人的利益和需求，老年人遭遇医疗卫生资源分配不公、长期照料的不公、硬家长主义干预、社会适应中的边缘化等伦理问题也就在所难免。另外，很多步入老年型社会的发达国家都出台了反老年歧视的相关法规，例如美国早在1975年就颁布了《美国禁止歧视老年人法》，该法明确规定任何活动和项目都不得将年老作为排斥和拒绝的理由。作为老龄化严重的国家，我国却没有任何明确禁止老年歧视的法规出台，这充分反映了政府职能的缺位。

二是医疗卫生财政投入制度不合理。具体而言，这种不合理主要指政府医疗卫生投入水平过低。《中国卫生和计划生育统计年鉴

---

① 易勇、风少杭：《老年歧视与老年社会工作》，《中国老年学杂志》2005年第4期。

2017》显示，虽然自 1980 年至 2016 年期间，我国政府卫生支出费用数量在总体上呈上升趋势，1980 年为 143.23 亿元，2016 年上升至 46344.88 亿元，但是政府卫生支出在卫生总费用构成中的比例在总体上却呈下降趋势，1980 年该比例为 36.24%，1985 年为38.58%，1986 年为 38.69%，1987 年为 33.53%，自此之后该比例一直呈下降趋势，1993 年至 2006 年期间，该比例甚至不到 20%，2007 年才回升到 22.31%，即便 2009 年新医改之后政府加大了医疗卫生投入的力度，但是该比例一直没有突破 31%，比例最高的年份 2015 年也不过是 30.45%。① 在欧洲发达国家，医疗卫生费用中的 80%—90% 由政府承担，即便是美国这样的医疗卫生服务高度市场化的国家，政府卫生支出占卫生总费用的比例也为 45.4%（2007年），同年泰国政府投入占 73.2%，巴西政府投入占 41.6%，后两个国家都与我国经济发展水平相近。② 相比之下，我国政府医疗卫生投入水平明显过低。在这一情形之下，医院能获得的财政资金支持也就减少，由此将直接造成医院运行主要依靠向患者收费机制的转变，最终导致过度医疗问题的产生。另外，政府卫生投入水平太低意味着个人负担的卫生费用比例偏高，1996 年至 2005 年期间我国个人卫生支出在卫生总费用构成比例均超过 50%，2001 年该比例高达 59.97%，③ 这无疑对我国居民构成沉重的负担，体弱多病、经济脆弱的老年人尤甚。就此而言，政府卫生投入过低在一定程度上加剧了老年人医疗卫生资源分配中的不公待遇，而政府卫生投入过低无疑是政府职能缺位的表现。

---

① 国家卫生和计划生育委员会编：《中国卫生和计划生育统计年鉴 2017》，中国协和医科大学出版社 2017 年版，第 91 页。

② 常文虎主编：《医疗服务支付方式的选择与管理》，人民卫生出版社 2011 年版，第 24—25 页。

③ 国家卫生和计划生育委员会编：《中国卫生和计划生育统计年鉴 2017》，中国协和医科大学出版社 2017 年版，第 91 页。

三是过度医疗相关卫生法制的不健全和医疗责任保险制度的缺失。就过度医疗相关卫生法制而言，目前我国颁布和实施的《中华人民共和国执业医师法》《医疗机构管理条例》《医疗事故处理条例》等卫生法律法规对过度医疗问题缺乏有力的监管，关于过度医疗的相关要求只是散见于有关的技术规范和整治商业贿赂、加强医保管理等文件中，[①] 过度医疗在我国更多的属于政策用语而非法律用语范围。[②] 在国家相关卫生法制不健全导致过度医疗缺乏法律监管的情况之下，医院也就相应地缺乏对医生处方予以严格审核的制度依据，这在一定程度上纵容了过度医疗的存在。国家相关卫生法制的不健全无疑是政府职能缺位的表现。就医疗责任保险制度而言，由于医学具有高风险性，这种高风险既不能由患者个体承担，也不能由医务人员和医疗机构承担，而是通过医疗责任保险制度的方式来由全体受益的患者共同分担。国外医师执业通常都有保险支撑，这解决了医生的后顾之忧。然而，我国缺乏医疗责任保险制度，国家和医疗机构都没有为从事高风险性医疗工作的医务人员购买保险单，再加上我国实行医疗损害责任举证责任倒置的制度，这就迫使医生不得不对患者做出多开检查单和药物等过度医疗行为，以此降低自己医疗行为的风险和增加自己医疗行为的保险系数。显然，我国医疗责任保险制度的缺失也是政府职能缺位的表现，国家没有关注和解除医务人员的后顾之忧，使得医务人员为了降低风险而不得不采取防御性医疗行为。

四是老年监护监督机制的缺失。如前所述，我国原有的成年监护制度过于强调监护人的职权及其对被监护人的人身监督和财产管理，使得被监护的老年患者遭遇强烈的家长主义干预而失去自主决定权。虽然我国在 2012 年修订了《中华人民共和国老年人权益保

---

① 余志强：《"过度医疗"该如何治疗》，《上海人大月刊》2012 年第 4 期。
② 王德国：《过度医疗的原因探析》，《中国农村卫生事业管理》2016 年第 1 期。

障法》，其中增设的第 26 条规定了老年监护制度，该制度主要包含老年意定监护和老年指定监护这两项主要内容，这体现了国家对老年人自主决定权的重视。然而，我国现行老年监护制度依然存在一些不足。例如，该制度的各项程序问题规定不足，只规定了意定监护而没有规定意定监护的具体实施方法，等等。其中最为明显的缺点就是缺少监护监督机制，缺乏对监护人及其监护活动的监督。①监护监督机制的缺位便于监护人对被监护的老年人实施硬家长主义干预，使得老年人的自主决定权以及其他权益容易受到侵害。老年监护制度中监护监督机制的缺失是政府职能缺位的又一表现，虽然较之于以往，我国政府提高了对老年人自主决定权的重视度并修改了老年监护制度，但却没有制定相应的配套制度，这就很难全方位的保障老年人的自主决定权及其他权益的实现。

五是失能老年人长期照料相关制度中的残疾盲视和性别盲视。就残疾盲视而言，当前我国公共政策设计通常建立在其对象是一个年轻且无任何身心损伤的成年男性这一基本假设基础之上。按照这样一个逻辑构建的公共空间，处于残疾和失能状态的公民在其间必将遇到社会、物质和文化方面的障碍，作为弱势群体的失能老年人尤甚，他们不得不在社会活动中额外负担某些非残疾人不需要负担的费用。然而，这些负担并非他们本身的功能限制所致，而是制度安排没有考虑到处于残疾和失能状态的这部分公民作为"平等的公民权利主体"的需要，正义的制度安排应该将这部分额外的费用以集体分担的方式让非残疾人承担，通过税收为残疾人提供特殊的产品和服务。② 正是因为我国有关制度中的残疾盲视，使得失能老年人遭受不公待遇，这种盲视就其实质而言是政府职能缺位的表现，

---

① 杨立新：《我国老年监护制度的立法突破及相关问题》，《法学研究》2013 年第 2 期。

② 丁怡：《失能老人照顾责任公共化与长期照顾制度的建立》，《统计与决策》2012 年第 6 期。

政府本应有责任满足长期失能老年人的照顾需求以及实现照顾责任公共化，但其没有尽职尽责。就性别盲视而言，如前所述，我国失能老年人的长期照料任务更多地由女性来承担。按照社会性别平等观点，男女两性的不同行为、期望和需求均应得到同等考虑、评价和照顾。然而，当前我国社会保障制度及其他公共政策并没有纳入社会性别视角，对于女性家庭照顾贡献缺乏应有的承认和肯定，使得女性不得不承担因为长期照料失能老年人而产生的经济损失和丢失工作的风险。另外，政策制定者的性别盲视还使得我国缺乏鼓励男女共同承担家庭责任的相应政策和制度，这也将进一步加深失能老年人长期照料领域中的性别不公。就其实质而言，这种性别盲视也是政府职能缺失的表现和结果，政府没有真正承担起解决失能老年人照料者的后顾之忧和促进女性充分发展的责任，一味地将失能老人的照料问题视为家庭私事，从而加重照料失能老年人的家庭负担。

以上阐述的只是老年健康领域中由于政府职能的缺位所导致的主要制度问题，事实上还有不少其他制度的缺陷也都源于政府职能的缺位，基于其具备共同的性质和根源，在此不再一一列举。随着我国人口老龄化进程的推进，政府应逐步转变观念，在制定制度和公共政策时应充分考虑老年人的需求、权利和利益，承担起应有的职能，尤其是社会公共服务的职能。

## 二　政府职能的越位

我国老年健康相关制度缺陷不仅源自政府职能的缺位，还源自政府职能的越位。政府职能的越位是指政府部门超越了本部门的职权范围，管了本该别的部门管理的事情。在我国老年健康领域中，政府职能的越位主要造成了以下制度缺陷：

第一，我国医疗卫生财政投入制度不科学。这种不科学突出表现在我国卫生支出结构失衡这一问题上。政府介入医疗市场的目标之一就是消除外部效应和实现区域内外的公平，因此，公共卫生支出理应向高投入产出比、贫困人口、贫困地区的健康服务倾斜。然而，我国的现状明显偏离了原来的计划，卫生支出结构呈失衡状态，这种失衡主要表现在四个方面：一是卫生支出倾向特殊群体分配，如实行公费医疗的群体；二是区域间公共卫生财政投入存在较大差异；三是虽然新医改后政府明显重视公共卫生财政投入，但是在目前的财权和事权结构下，中西部地区人均公共卫生投入增长速度均低于东部地区，导致东中西部地区的卫生投入差距不但没缩小反而扩大；四是城乡间卫生支出的不均衡。① 就其对老年健康的影响而言，这种失衡直接导致我国老年人在医疗卫生资源分配中的横向不公，城乡老年人、不同地区的老年人在医疗卫生资源分配中存在差距，同样是老年人却不能享受同等的待遇。我国卫生支出结构的失衡显然是政府职能越位的表现和结果。

第二，政府对医院的补偿制度不合理。在政府对医院财政投入不足的情况之下，我国政府对医院实行补偿制度。这种补偿制度存在明显地不合理之处，首先突出表现在按医疗服务项目付费制度这一点上。由于医疗服务项目的定价标准由我国政府来确定，但是政府并没有随着劳动力和产品市场价格的变动情况来对医疗服务项目的定价标准做出相应的调整，这样就导致部分医疗服务项目定价过低。② 如前所述，我国医院主要依靠经营维持生存，因此，为了满足生存需要，医院就会通过对患者提供多余的、昂贵的医疗服务项目来谋取利益和增加收入。在医疗服务提供方的收益主要取决于其提供医疗服务的数量和种类的情况下，"诱导需求"亦即供方道德

---

① 唐尚锋等：《新医改下我国公共卫生财政投入问题研究》，《中国卫生经济》2014 年第 9 期。

② 常文虎主编：《医疗服务支付方式的选择与管理》，人民卫生出版社 2011 年版，第 25 页。

损害也就更易发生。① 诱导需求又会引发医疗服务费用和卫生总费用的大幅上涨，从而导致过度医疗问题的产生。政府对医院补偿制度的另一个不合理之处表现在国家允许医院对药物加成销售的补偿政策这一点上，这种以药养医的政策在很大程度上助长了医院和医务人员的大处方、大检查、小病大看等过度医疗行为。虽然新医改之后我国选取了一些省份试点推行医药分开和医保支付制度改革，逐步取消按医疗服务项目付费制度和药品加成政策，但是这两项补偿制度毕竟在我国曾经实行了很长一段时间，其负面效应并非一朝一夕就能消除，而这两项补偿制度都由政府职能的越位所造成的。

第三，成年人监护制度对被监护老年人行为能力的剥夺。虽然我国在 2013 年就开始实施老年人监护制度，但是在此之前老年人监护适用的法律是成年人监护制度，这一制度对老年人产生了深远影响，直至今天还存在后患。因此，我们在剖析老年健康伦理问题成因的时候不能遗忘和忽略历史，而是应该全面考察各种实行过的和正在实行的制度对老年健康伦理问题的影响和作用。目前，我国成年人监护制度的最大弊病就是对被监护老年人的行为能力的剥夺。通常而言，在步入老年后，人的行动能力和认知能力就会逐步下降，这是自然现象，这说明老年人的行为能力受限并非由于其在精神上或智力上存在问题，因此，对于老年人的监护应该在被监护人利益不受侵害的前提下尽量满足被监护人的愿望。然而，我国成年人监护制度却剥夺了被监护老年人的大部分行为能力，该制度限制被监护的老年人直接参与民事活动，过于强调监护人的职能以及监护人的职权，允许监护人对被监护人予以人身监督并对其财产管理予以大包大揽。② 这种制度规定不仅便于监护人对被监护的老年

---

① 常文虎主编：《医疗服务支付方式的选择与管理》，人民卫生出版社 2011 年版，第 25 页。

② 康娜：《我国老年人监护制度探究》，《法商研究》2006 年第 4 期。

人予以硬家长主义干预从而致使老年人自主权的丧失，而且导致老年人的其他权利难以得到保护。国家作为法律家长主义干预者本应为个人自治提供外部性的制度保障，但是政府职能越位的话就会适得其反。

第四，强制性退休制度的实施。目前我国实行强制性退休制度，该制度内容是由 1978 年中央颁布的两个文件《国务院关于安置老弱病残干部的暂行办法》和《国务院关于工人退休、退职的暂行办法》所确定，制度规定男性年满 60 周岁退休，女干部年满 55 周岁退休，女工人年满 50 周岁退休。对于从事特殊工种的工人，男性退休年龄为年满 55 周岁，女性退休年龄为年满 45 周岁。作为一种社会经济发展到一定阶段必然出现的社会现象，退休制度的实质是将社会角色赋予年龄标准，并将年龄标志作为衡量个体是否能够胜任社会角色的唯一标准。[①] 然而，随着我国社会经济的发展、医疗条件的改善以及生活水平的提高，不但老年人的寿命普遍延长（2017 年我国人口平均寿命为 75 岁，其中男性平均寿命为 74 岁，女性平均寿命为 77 岁），而且老年人的健康水平也普遍得以提高。当今时代很多老年人在退休之后其身体健康状况依然良好，无论在体力方面，还是在智力方面，他们都能胜任工作。在这一社会形势之下，将男性 60 周岁和女性 55 周岁（甚或更年轻）这一年龄节点作为个体能否胜任社会角色的标准显然不能适应新时代的需要。作为政府职能越位的体现，强制性退休制度不但将老年人强行排斥在就业领域之外，阻碍其融入社会生活领域和实现其社会价值，而且由于我国老年人的退休金采取的是一次性折合为固定不变的货币量的计算方法，这不能补偿体制转变所引发的物价上涨带来的经济损失，从而造成退休金的贬值和退休人员的经济收入水平的相对下

---

① 易勇、风少杭：《老年歧视与老年社会工作》，《中国老年学杂志》2005 年第 4 期。

降。① 这一切无疑不利于老年人的生存与发展，必将导致老年人社会适应中的边缘化。

综上所述，无论是政府职能的缺位，还是政府职能的越位，这二者都会造成制度缺陷。虽然这些制度缺陷表现不一，但是它们在本质上都是对老年人的制度性老年歧视。我国学者吴帆曾将制度性老年歧视划分为三种类型：一是保护—排斥性制度歧视，亦即为了保护非老年人群体而排斥老年人群体，造成老年人在资源分配中的不公待遇；二是偏见性制度歧视，亦即由于对老年人的认知偏见和刻板印象，视老年人为社会发展的负担；三是缺失性制度歧视，亦即制度安排忽视老年人需求或滞后于老年人需求变化。② 在我国老年健康领域中，这三种类型制度歧视都存在。正如习近平总书记在十八届中央政治局第十五次集体学习时讲话所言："各级政府一定要严格依法行政，切实履行职责，该管的事一定要管好、管到位，该放的权一定要放足、放到位，坚决克服政府职能错位、越位、缺位现象。"③ 为了从根本上克服制度缺陷和消除制度歧视，政府部门应该正确行使其职能，只有这样才能更好地适应我国老年型社会发展的需要。

## 第三节　我国老年健康伦理问题产生的文化原因

对于当代我国老年健康伦理问题的多维因素分析离不开社会文化视角的剖析，因为相关研究表明，社会文化对于人们对待老人的

① 易勇、风少杭：《老年歧视与老年社会工作》，《中国老年学杂志》2005 年第 4 期。
② 吴帆：《中国老年歧视的制度性根源与老年人公共政策的重构》，《社会》2011 年第 5 期。
③ 习近平：《正确发挥市场作用和政府作用 推动经济社会持续健康发展》，《人民日报》2014 年 5 月 28 日第 1 版。

态度有着重大的影响。① 而且，社会文化构筑了照料老人的主要理论基础。② 从社会文化的角度而言，我国老年人在健康领域中所存在的伦理问题主要源自我国传统孝文化的嬗变、家本位文化的作用以及近现代医学文化的影响，以下即从社会文化的角度去揭示和阐释我国老年健康领域中所存在的一些伦理问题。

## 一 孝文化的嬗变

从社会文化的视角来看，当代我国老年健康伦理某些问题的存在首先与我国孝文化的嬗变有着密不可分的关系。"孝"最初是作为一种伦理观念于西周期间提出来的，在当时它主要指尊祖敬宗和传宗接代，这时的"孝"颇具宗教伦理意味。由于中国古代社会走的是"亚细亚的古代"发展途径，它没有经过私产阶段而直接由氏族过渡到国家，在父系家长制基础上建立并形成家国同构的宗法制度，与此同时早期农业又与这种宗法制度结合在一起形成了小农经济模式，宗法制度与小农经济之间的相辅相成进一步强化了孝道，孝道由此开始发展为一种家庭伦理观念。例如，我国最早的词典《尔雅》将孝定义为："善事父母为孝"；汉代贾谊的《新书》将其界定为"子爱利亲谓之孝"；东汉许慎在《说文解字》中如此解释孝："善事父母者，从老省、从子，子承老也。"从这些解释中，可知"孝"既是子女对父母的一种善行和美德，也是晚辈在家庭中处理与长辈的关系时所应具有的道德品质及其必须遵守的行为规范。作为一种家庭伦理，孝道为我国家庭的稳定和繁荣提供了观念指导和物质保障。然而，孝道并没有停留在人伦道德关系层面而止步不

---

① K. T. Sung & R. Dunkle, "Roots of Elder Respect: Ideals and Practices in East Asia", *Journal of Aging, Humanities, and Arts*, Vol. 3, No. 1, March 2009, pp. 6 – 24.

② Dilworth – Anderson, P., Williams, I. C. & Gibson, B. E., "Issues of Race, Ethnicity, and Culture in Caregiving Research A 20 – Year Review (1980 – 2000)", *Gerontologist*, Vol. 42, No. 2, April 2002, pp. 237 – 272.

前。中国古代社会奉行王权政治，而王权政治具有支配一切的社会特征，这就决定了传统人伦孝道不可避免地打上了政治的烙印。虽然先秦诸家学派中不少人试图将孝道与国家政治相联系，但是只有儒家创立了孝道政治化理论谱系，在创立的过程中起到关键性作用的是孔子、孟子和曾子等人。① 随着西汉统治者推行"以孝治天下"的思想，朝廷要求人们恪守孝道，甚至将"孝"作为选取和考核官员的最基本标准，孝道由此进一步政治化和泛化，从家庭伦理观念进而发展为政治伦理观念。自此之后，孝道作为我国传统文化的根本与命脉而盛行数千年，并由此形成尊敬老人的传统。

　　作为一种社会价值观，孝道会受制于很多社会经济因素的影响，一旦社会经济环境发生变迁尤其是发生重大改变的时候，孝文化也就不可避免地随之改变。在 1978 年改革开放之前，我国曾经历了数次社会运动，其中对传统孝道冲击力较大的主要有五四新文化运动、社会主义改造和"文化大革命"，这些社会运动在反封建的同时也反传统文化，从而对传统孝道造成重击。1978 年改革开放之后，我国社会主义市场经济体制的确立、现代化的推进以及独生子女政策的实行，进一步促使孝文化发生变化。国内外学术界不少研究表明，我国的经济体制改革对家庭造成了冲击，使得家庭发生了深刻而巨大的变化，从而削弱了家庭养老的社会基础。② 我国著名社会学家费孝通也指出，随着我国现代化的推进，孝道和家族

---

　　①　黄修明：《中国古代孝道政治化述论》，《西华师范大学学报》（哲学社会科学版）2005年第 5 期。

　　②　Cai, W., Song, Y., Luo, X. & Jiang, L., "China", *International Handbook on Services for the Elderly*, 1994, pp. 80 – 94. Jia, A., "New Experiments with Elderly Care in Rural China", *Journal of Cross-Cultural Gerontology*, Vol. 3, No. 2, June 1988, pp. 139 – 148. Kwong, P. & Cai, G., "Aging in China: Trends, Problems, and Strategies", *Aging in East and South-East Asia*, 1992, pp. 105 – 128. Leung, J., "Family Support for the Elderly in China: Issues and Challenges", *Journal of Aging & Social Policy*, Vol. 9, No. 3, October 1997, pp. 87 – 101.

制度的重要性逐步削弱。① 我国独生子女政策的实行造成了 4—2—
1（四个老人，一对夫妇，一个孩子）家庭结构，年轻一代难以同
时照顾和赡养多位老人。这些因素促使了我国孝文化的嬗变：一方
面，传统孝道日渐式微；另一方面，孝文化的发展呈现出新的
特征。

　　我国传统孝道的日渐式微主要体现在传宗接代、居住方式、尊
敬父母、赡养父母和祭拜祖先这五个方面。在传宗接代方面，现代
人的传宗接代意识明显弱于传统社会的人们，生出儿子以传宗接代
的传统孝道观念在现代社会日渐淡化。2013 年我国开展的一项生育
意愿调查表明，在理想子女数为 1 个孩子的人群中，33.3% 的人希
望生男孩，22.2% 的人希望生女孩，44.5% 的人表示"无所谓"。②
在居住方式方面，与父母共同居住以便成年子女照顾父母和践行孝
道的传统做法已经不再盛行，现代社会成年子女与父母共同居住的
比率明显下降，空巢老年人日益增多。我国第六次人口普查数据表
明，2010 年我国生活在一代户中的老人高达 39.1%，其中由夫妻
二人组成的空巢家庭占 28.88%，一个老人单独居住的家庭为
9.42%。③ 2014 年中国老年社会追踪调查（CLASS）数据也显示，
调查当年我国居住在空巢家庭中的老人比例已经高达 47.53%，其
中，9.63% 为独居老人，37.90% 为老年夫妻户。④ 在尊敬父母方
面，传统的尊老道德观念逐步淡化，儿女尊亲的方式发生改变，追

---

① Fei, X. T., "The Caring of the Old in Families Undergoing Structural Changes", *Proceedings of the Conference on Modernization and Chinese Culture*, 1985, pp. 121 – 132.

② 庄亚儿、姜玉、王志理、李成福、齐嘉楠、王晖、刘鸿雁、李伯华、覃民：《当前我国城乡居民的生育意愿——基于 2013 年全国生育意愿调查》，《人口研究》2014 年第 3 期。

③ 孙鹃娟：《中国老年人的居住方式现状与变动特点——基于"六普"与"五普"数据的分析》，《人口研究》2013 年第 6 期。

④ 杜鹏、孙鹃娟、张文娟、王雪辉：《中国老年人的养老需求及家庭和社会养老资源现状——基于 2014 年中国老年社会追踪调查的分析》，《人口研究》2016 年第 6 期。

求个人发展和平等对话逐步替代了"唯父是从"和绝对服从。① 在赡养父母方面，现代社会中赡养父母的重要性和普及度远不及传统社会，很多成年子女甚至无力或无暇顾及父母。《中国青年日报》针对八〇后的一项调查表明，74.1%的被调查者由于工作压力等因素而无法照顾和赡养父母。② 随着我国家庭养老功能的削弱，越来越多的老年人选择社会养老。在祭拜祖先方面，在现代社会很多祭祖仪式较之于以往大为简化，现代人的祭祖意识明显弱于传统社会中的人们。

与此同时，我国孝文化的发展又出现一些新特征，这些新特征主要有：第一，代际关系日趋平等。传统孝道要求子女无条件地服从父母，在传统社会中父母更多的是权利主体，而子女更多的是义务主体，但是在现代社会中随着子代平等意识的增强，我国越来越多的父母选择以平等对话的方式与成年子女沟通。一项针对中、日两国青年社会意识的调查表明，中国青年对于代际关系的"平权意识"更为强烈，其中超过50%的被调查的中国青年认为父亲对子女应该"像好朋友一样相处"和"相信孩子，不干涉"，70%的被调查的中国青年认为母亲对子女应该"像好朋友一样相处"和"相信孩子，不干涉"。③ 第二，代际关系趋向等价交换。在当代中国，受市场经济浪潮的影响，经济交换的伦理逐步取代了传统代际关系中的互惠伦理，交换型代际关系逐步形成，有些成年子女以市场理性和算计的方式来对等考虑代际关系。④ 我国学者在对江汉平原的老年人生活状况进行考察后发现，子代对父代的赡养不再是无

---

① 姚远：《对中国家庭养老弱化的文化诠释》，《人口研究》1998 年第 5 期。

② Peng Du, "International Solidarity and Old-age Support for the Social Inclusion of Elders in Mainland China: The Changing Roles of Family and Government", *Ageing and Society*, Vol. 33, No. 1, January 2013, pp. 44–63.

③ 吴鲁平：《中日青年社会意识比较研究》，《中国青年研究》2001 年第 3 期。

④ 朱静辉：《当代中国家庭代际伦理危机与价值重建》，《中州学刊》2013 年第 12 期。

条件的或基于养育之恩，而是看父代是否积极帮助子女购买房子、照料孩子和料理家务，这些付出直接影响以后子代对父代的赡养。[①]第三，代际关系趋向商业化。随着当前我国社会经济转型，子代在践行孝道和履行义务的时候会考虑越来越多的利益因素，代际关系日趋商业化。20 世纪 80 年代中期，我国农村地区开始推行的"家庭赡养协议"就是例证。虽然我国有着"养儿防老"的传统，但是越来越多的农村老年父母难以得到成年子女的赡养。为了确保老年人的赡养，在当地政府的推动和监督下，老年父母经过与成年子女商谈之后签订"家庭赡养协议"。截至 2005 年年底，我国共有 1300 万农村家庭签订了家庭赡养协议，且该协议还有推广到城市的趋势。[②]孝道并非依靠情感和责任而是依靠协议来维持，这不仅反映了传统孝道的式微，也反映了代际关系的商业化。第四，践行孝道主要靠自律。在现代社会，孝道不再是一种对国民提出的与政治意识形态紧密联系的绝对要求，它重新回归到原初的伦理道德地位，人们履行孝道责任的时候主要靠自律。[③]

我国孝文化的嬗变直接造成老年人地位的边缘化。首先，传统孝道的日渐式微对当代老年人地位提出了挑战。传统孝道的最大特征就是崇老，它的推崇使得老年人在传统社会体系中占据较高的地位，他们甚至在某种程度上被推至神的地位，因为老年人被人们视为与家族祖先的一种联系，老年人去世后被确信能加入到被祭拜的

---

① 李永萍：《交换型代际关系：理解农村老年人危机的新视角——基于对江汉平原老年人生活状况的考察》，《老龄科学研究》2015 年第 5 期。

② Rita Jing-Ann Chou, "Filial Piety by Contract？ The Emergence, Implementation, and Implication of the 'Family Support Agreement' in China", *The Gerontologist*, Vol. 51, No. 1, Febuary 2011, pp. 3 – 16.

③ 刘玮玮、贾洪波：《我国医疗卫生领域中的老年歧视：孝文化变迁视角下的解读》，《内蒙古社会科学（汉文版）》2017 年第 3 期。

祖先行列中。① 然而，随着现代人居住方式的改变、传宗接代意识的弱化以及祭拜祖先意识的淡化，使得家长制逐步失去其存在的基础，老年人不再像过去那样作为一家之长在家庭中占据崇高的地位，而是回归到普通人的位置。现代人尊亲方式的改变以及赡养父母意识的淡化也挑战了老年人的权威和造成了老年人的不利处境，老年人从传统家庭养老中的强势地位逐步沦落到现代家庭养老中的弱势地位。

其次，我国孝文化所呈现出的一些新特征进一步加剧了老年人地位的边缘化趋势。现代社会代际关系日趋平等的特征进一步挑战了老年人的权威地位，代际关系的交换性特征导致代际支持及其资源更多地流向年轻一代，代际关系的商业化特征使得子代中的部分人过于重视自身利益而推卸赡养年老父母的责任。现代社会，人们践行孝道主要靠自律也会使得尊老敬老这一道德规范缺乏强有力的外在监督和约束而苍白无力。

如前所述，老年人地位的边缘化与老年歧视是互为因果关系的，在老年人的地位日益边缘化的情形之下，人们对老年人的态度也会慢慢发生改变，老年人的利益诉求逐步被社会主流所忽略，老年歧视现象也就产生了。正如美国学者 Butler 所指出的，老年歧视包含了三个不同却相关的方面，那就是人们在态度上对于老年人、老龄和老化过程持有偏见；在实践中对老年人予以歧视；在制度安排上减少老年人过上满意生活的几率并损害他们的个人尊严。② 由此，也就不难理解我国老年人在医疗卫生资源的分配中遭受不公、失能老年人的长期照料需求难以得到制度保障、老年人更容易受到

---

① Ikels, C. , "The Coming of Age in Chinese Society: Traditional Patterns and Contemporary Hong Kong", *Aging in Culture and Society: Comparative Viewpoints and Strategies*, 1980, pp. 80 - 100.

② Butler, R. N. , "Ageism: A Foreword", *Journal of Social Issues*, Vol. 36, No. 2, 1980, pp. 8 - 11.

硬家长主义干预，以及老年人在社会适应中被边缘化等健康伦理问题的发生，其文化根源之一在于我国孝文化的嬗变。

## 二　家本位文化的作用

我国老年健康伦理问题产生的另一文化根源则是家本位文化的影响，而家本位文化又源于我国的家族制度和家族文化。① 如前所述，我国古代社会的社会形态是亚细亚生产方式，这种生产方式使得我国由氏族直接过渡为国家，从而保留了父系家长制并在此基础上建立起了宗法制度。与此同时，早期农业与宗法制度结合形成自给自足的小农经济模式。于是，外在的自然物质环境与内在的人类求生需要相结合，由此催生了我国的家族制度。其中，自给自足的农业社会是血缘家族存在的自然条件和经济基础，家风与家法成为维持我国家族制度的重要元素，家产又为家族提供了物质基础，家系是血缘家族延续的体现，这四者的结合使我国的家族制度得以长期维系。② 毫无疑问，家庭可谓我国传统社会中最重要的社会单元，它承担起经济、教育、娱乐、宗教等多重功能，满足人们的物质需求和情感需求，起到终极关怀的作用。在儒家文化中，家庭是社会实在的中心，人类的家庭实在与宇宙的深层实在之间存在一种共生共鸣的关系。③ 美国最负盛名的中国问题观察家费正清教授指出："是家庭而不是个人或教会组成了中国最重要的单位。每个人的家庭是他经济资助、安全、教育、社会交往和娱乐的主要来源，祭祀甚至是个人重要宗教活动的中心。在儒家的五种著名关系中：君臣、父子、夫妻、兄弟、朋友，其中有三种由亲属关系所决定。中

---

① 杨善华：《老年社会学》，北京大学出版社 2018 年版，第 58 页。
② 杨雅彬：《中国家族制度的演变》，《社会科学战线》1993 年第 4 期。
③ 范瑞平：《当代儒家生命伦理学》，北京大学出版社 2011 年版，第 4 页。

国整个伦理体系倾向于家庭为中心，而不是以上帝或国家为中心。"①

我国的家族制度造就了家本位文化。在这种制度之下，个人与家族有着密不可分的关系：从个人生命起源的角度而言，正所谓"身体发肤，受之父母，不敢毁伤，孝之始也"（《孝经开·宗明义》），个人的生命直接源自父母，间接来自祖先，因此必须珍惜自己的生命；从现世生活而言，个人及其家庭在尘世生活的顺利与兴旺有赖于祖先的荫庇和保佑；从个人的人生意义而言，个人活在世上的意义就是完成由祖先或家族所赋予的责任。其中最为重要的责任就是延续香火和保住家业等。于是，个人与家族的密切联系造就了一种家族至上的文化，也就是"家本位文化"。我国学者杨善华认为"家本位文化"的主要有三大特点：一是强调家庭高于个人，个人利益应服从家庭利益，家庭对家庭成员个人利益的满足次之；二是强调每个家庭成员对家庭所负有的责任，这种责任应伴随家庭成员终生；三是"家本位"不仅意味着"家庭本位"，而且意味着"家族本位"，也就是说所有家庭成员都负有对家庭所归属的家族的责任与义务，所谓的"光宗耀祖"即为此义。②另一学者范瑞平在论述儒家家庭主义（其实质就是家本位文化）时也指出其存在的三个特征：其一，夫妻在家庭中有其正确的位置，此乃天地之位置与关系所决定的，如《易经》所言："家人，女正位乎内，男正位乎外，男女正，天地之大义也。"其二，如果一个家庭欲避免懊悔之事，则家庭的基本规则不可放松。其三，每个家庭成员都要谨守本分，做好自己该做的事情，如此家庭才能和谐，天下才能安定。③以上学者关于家本位文化特征的论述有相通之处，重视家庭利益和

①　［美］费正清、赖肖尔：《中国：传统与变革》，陈仲丹、潘兴明、庞朝阳译，江苏人民出版社 1995 年版，第 15 页。

②　杨善华：《老年社会学》，北京大学出版社 2018 年版，第 60—61 页。

③　范瑞平：《当代儒家生命伦理学》，北京大学出版社 2011 年版，第 4 页。

规则以及强调家庭成员对家庭的职责可谓家本位文化最重要的内涵与特征。

虽然家族制度在其发展历程中尤其是近现代以后几经重创，但是家本位文化却是一种社会变迁难以撼动的"恒常"。① 在我国近代社会发展历程中，家族制度相继受到了辛亥革命、五四新文化运动的冲击，这些运动的倡导者们认为，社会革命首先必须从家族革命开始，因为家族制度是专制和皇权赖以建立、存在和再生的根基，因此社会发展的首要条件就是摧毁旧的家族制度。② 1949 年我国新民主主义革命的胜利进一步导致家族制度的变迁。然而，家族观念与家族活动还是没有就此消失，而是以其自身的种种特质卷入到新的社会与政治形态之中。③ 直到今天，家族观念依然对我国国民有着广泛而深远的影响，中华民族重视家庭的文化传统始终能够得以沿袭和传承。因此，与传统孝道日渐式微不同的是，家本位文化虽然历经数千年的传承，却依然能够给现代社会的人们带来深远影响。

家本位文化的存在导致了我国失能老年人长期照料中的不公现象的产生。首先因为家本位文化认为家族或家庭这一属于私领域的社会组织是构成社会的主要基础且强调家庭所承担的各种功能，在这种家本位文化的影响下，我国的政策制定者认为应该由家庭承担起失能老年人的照料重任，失能老年人的照料问题属于家庭或个人的私事，从而在制度安排上缺乏对这一问题的社会支持，导致失能老年患者及其家人遭遇制度不公；二是因为家本位文化强调"男主外女主内"的性别分工，要求女性承担起照料家人的责任，这也导致我国失能老年人长期照料中性别不公现象的产生。除此之外，家

① 杨善华：《老年社会学》，北京大学出版社 2018 年版，第 61 页。
② 袁北星：《家族制度观念对当代社会的影响》，《人民论坛旬刊》2013 年第 10 期。
③ 杨善华：《老年社会学》，北京大学出版社 2018 年版，第 59 页。

本位文化也会导致过度医疗问题的产生。这是由于家本位文化认为家庭利益高于个人利益，因此在老年人的医疗保健决策问题上，我国习惯采用家庭决策模式而非患者个人决策模式，作为弱势群体的老年患者因而成为医疗家庭主义的干预对象。既然老年患者的医疗决策往往由其家人决定，家人为了亲情或尽孝往往会不惜一切代价抢救老年患者的生命，这很有可能导致过度抢救，该行为属于过度医疗行为。

当然，这里重在分析家本位文化何以导致当代我国老年健康伦理问题的产生，而非全盘否定家本位文化在现代社会的价值。事实上，当今我国老年人的养老方式还是以家庭养老为主，家庭依然能够对很多老年人起到终极关怀的作用，家庭的存在对于老年人的健康有着不可替代的积极作用，这表明重视家庭和亲情的家本位文化有着其独到的价值。因此，我们不能简单地否定存在已久的家本位文化。

### 三　近现代医学文化的影响

除了上述社会文化因素之外，近现代医学文化的影响也导致当代我国老年健康伦理问题的产生。作为人们在长期的医学社会实践中所形成的一种文化，医学文化是指医学领域中通过物质因素、精神因素、规制因素、行为因素和心理因素承载的人类关于医学的所有主观信息，它是指导人们进一步进行医学社会实践的原动力。[①]由于马克思以1640年的英国资产阶级革命作为世界古代史与近现代史划分的标志，因此近现代医学文化是指17世纪以来的医学文化。

近现代医学文化诞生于风云变幻和矛盾激烈的社会历史背景之

---

① 昝加禄、昝旺编著：《医学文化学》，人民卫生出版社2011年版，第58页。

下。400 多年以来，从国际关系的角度看，这是一个以英国为首的，包括葡萄牙、西班牙、法国、俄国等国在内的各个新老资本主义国家纷纷推行殖民统治，赤裸裸地争夺殖民地的时代；从经济发展的角度看，这是一个世界各国纷纷推行各自的经济策略和资本主义经济之世界体系形成的时代；从政治发展的角度看，这是一个社会政治趋于高度理性和意识形态争论愈演愈烈的伟大时代；从科技发展的角度看，这是一个科学技术突飞猛进和日新月异的时代；从人文发展的角度看，这是一个人文精神严重缺失和人本精神受到伤害的时代。这种特殊的社会历史背景造就了近现代医学文化的六个基本特征：其一，以西方医学为主流。这里所说的西方医学是指 17 世纪以后在西方自然科学基础上发展起来的以生物医学为核心、以科学实验为手段的现代医学，经过 400 年的发展，它已经成为全人类共同拥有的医学。其二，以生物医学为主脉。这主要体现在西方医学的产生基础和发展方向皆以生物医学为基础；西方医学以生物指标的实证考量为依据；西方医学以生物体结构和功能的健全维护为宗旨；西方医学的学术体系是以生物医学为纲建立和发展这四个方面。其三，以高新技术为主导。这一特征又充分体现在三个方面：一是对医学的基本认识方面，现代科学技术提供了无限深入的方法和手段；二是对伤病的临床治疗方面，现代科学技术提供了可无限追求的空间和愿景；三是在对医理的精神发掘方面，现代科学技术提供了可无限拓展的领域和前景。其四，以创新精进为主旨。整个现代西方医学从局部到整体、从方法到理论、从形式到内容、从现象到本质几乎都是于 17 世纪以后发展起来的，这不仅说明将此 400 年界定为医学文化多元重塑阶段无懈可击，同时也说明近现代医学乃至全面创新的观点确切可信。其五，以化学药物为主体。这一基本特征又是对生物医学规律和特征的反映。在现代医学中，几乎所有的药品都是以化学原料或者化学技术制成的，化学药品覆盖到疾病预防和治疗的每一个具体方面，且其品种繁多、数以千计。其六，以超域平台为主构。也就是通过成立国际性医学组织、制定国际性医学法规和构建国际性运行机制等方式，将神圣的医学事业经营成人类共同的事业。这六个基本特征概括地叙述了自 17 世纪以来西方医学发展的特点和趋势，其核心宗旨说明近 400 年的人类医学正在经历一场伟大的时代变革，而这种变革的标志即表现为医药学正处于医学文化多元重塑的演进阶段。[①]

在西医一统天下的现代社会，近现代医学文化对我国的影响可谓广泛而深刻。就我国老年健康领域而言，近现代医学文化对人们的影响导致了医疗不公、过度医疗和医疗家长主义等问题的产生。首先，近现代医学文化以生物医学为主脉虽然极大地推动了医学科学的发展，但它使得医生过于关注导致疾病产生的生物因素而忽视患者的社会因素和心理因素，过于注重患者生物指标的考量而缺乏对患者综合情况的考察，从而在诊疗的时候更多地诉诸医疗设备和药物的作用，这在一定程度上导致过度医疗问题的产生。另外，生物医学模式也会使得整个西方医学科学体系专业分工日渐细化且专业性更强。且不说没有经过医学专业训练的患者，即便作为专业人士的医生要向患者全面介绍其病情及治疗方案都变得十分困难，特别是介绍那些非本专业治疗方案更是不易。[②] 在这种情况下患者的知情权很难得到真正的落实，更多的时候医务人员只能对老年患者予以医疗家长主义干预。其次，近现代医学文化以高新技术为主导和以创新精进为主骛的特征虽然在很大程度上提高了医疗诊断和治疗的技术水平，但是会导致"科技万能论"观念的产生，而"科技万能论"观念使人们过于相信高新医疗技术，他们认为高新医疗

---

① 参见昝加禄、昝旺编著《医学文化学》，人民卫生出版社 2011 年版，第 120—148 页。

② 曾日红：《反思医患关系治理中的法律父权主义——从知情同意权切入》，《浙江社会科学》2012 年第 9 期。

技术是当今医学水平先进性的体现，是对患者有益的医学工具。在医学领域中，那些成本低、多年行之有效且安全适宜的技术被快速地抛弃，风行的是那些能够名利双收的所谓创新、创业、创收的三创技术。① 这样一来，一是政府和医院将大量经费投入到只能让少数人受益的高新技术中去，势必导致医疗分配不公问题的产生；二是使得老年人的医疗费用大幅增长，导致过度医疗问题的产生；三是医疗高新技术具有一定的不确定性，患者很难对其医疗风险予以准确判断，只能求助于医生的决策，接受医疗家长主义的干预。再次，近现代医学文化以化学药物为主体的特征也会导致过度用药问题的产生。由于现代医学追求生物指标的考量与调校，而化学药物在调校生物指标方面有着得天独厚的优势，它在临床实践中具有高效率、高针对性的作用，这使得很多医生与患者过多地依赖化学药物以解除病情，这将导致过度用药问题的产生。

综上所述，我国老年健康领域中所存在的伦理问题不是偶然的，其中有着深层次的社会文化根源。这些社会文化因素曾经在促进社会的稳定与发展、造就尊老的传统、和睦的家庭和辉煌的医学等方面发挥过积极作用，但是在现代社会它们逐渐暴露其与新时代不相适应的一面，对我国老年人的健康产生了一些不良影响。所有的社会文化都是一定社会历史条件下的产物，我们不能简单地对其予以全盘肯定或全盘否定，虽然有些社会文化因素在新的社会历史条件下暴露出了弊端，但我们可以对其予以改良，取其精华，去其糟粕，充分发挥文化的各种社会功能，以推进我国老年健康状况的改进。

---

① 郭福玲、尹学东：《过度医疗原因解析》，《医学与哲学（B）》2017 年第 6 期。

## 第四节　当代我国老年健康伦理问题产生的
　　　心理原因

除了社会经济因素、制度因素和文化因素之外，社会心理因素也是导致我国老年健康伦理问题产生的重要原因。这是因为社会心理既是伦理等社会意识形式产生的思想前提，也是支配人们行为的动因之一，社会心理会促成一定社会风气的形成，影响人们的健康状况。事实上，社会经济因素、制度因素和文化因素对人们的影响最终都会内化为群体或个体对某一事物的认知、情感和态度。因此，本书拟从认知因素和情感态度因素两个方面来揭示当代我国老年健康伦理问题产生的社会心理根源。

### 一　认知因素

所谓认知是指个体通过器官加以选择、接受，在神经通路和脑中进行编码、储存并确定其意义，包括感觉、知觉、记忆、思维、想象、注意等心理活动。[①] 作为基本的心理过程，认知过程既有可能符合客观事实，也有可能偏离客观事实而产生认知偏差，后者将会导致刻板印象和偏见的产生。在老年健康领域中，包括老年人在内的人们对老年、医学、医患关系等问题的认知所存在的偏见导致了老年健康伦理问题的产生，这些认知因素主要有以下三种。

第一，人们对老年人的刻板印象。我国老年患者在医疗卫生资源分配、照料以及社会适应中遭受的不公与排斥与人们对老年人的刻板印象是分不开的。这是因为老年人遭受不公与排斥源自老年歧视，从社会心理学的角度而言，老年歧视得以产生的根源之一为人

---

① 陶功定主编：《医学心理学》，河北人民出版社 2007 年版，第 5 页。

们对老年人的认知或人们对老年人的刻板印象。[①] 库克（Cook）曾将关于年龄的刻板印象（stereotypes）界定为"是一种对于一个年龄组的简化的、一致的描述，这种描述通常是错误的、不代表现实以及拒绝改进"[②]。社会心理学中的认知理论表明，人们通常都会经历的认知分类过程促进了刻板印象的形成，而在认知分类过程中，性别、种族和年龄是最明显的分类特征。[③] 人们对于老年人的偏见就是一种认知类别化，他们根据年龄而对老年人形成一套固定的看法并将其归入一定类别或一个群体，认为这个群体具有墨守成规、固执己见、头脑糊涂、陈旧落伍、古怪啰唆、倚老卖老等共同特征。而且，人们还将老年人的体力与智力简单等同起来，对老年人的智能进行错误的推理，认为老年人的智能随着其体力的减退而衰退，从而否定老年人的价值，视老年人为社会负担。[④] 值得注意的是，这种对老年人的刻板印象不仅存在于非老年群体中，也存在于老年人群体中，老年人自身都不能正确认识自己。我国学者吴帆曾以问卷调查的方式来分析我国老年人、上班群体和大学生这三个不同的社会群体对老年人的基本认知、情感和行为表现，以及对老年人生活状况、相关制度与社会环境的客观评价。问卷内容包含了两个层次和五个基本维度，两个层次分别是社会群体对老年人的主观评价和社会群体对老年人的客观评价，五个基本维度则是认知纬度、情感和行为纬度、对老年人生活状态的评价纬度、制度评价纬度和社会环境评价纬度，其中与认知相关的层次是第一层次，也就是社会群体对老年人的主观评价，而认知维度则是试图了解不同社

---

① Perdue, C. W. and Gurtman, M. B., "Evidence for the Automaticity of Ageism", *Journal of Experimental Social Psychology*, Vol. 26, No. 3, March 1990, pp. 199 – 216.

② Cook, F., "Age Stereotypes", *The Encyclopedia of Aging*, 2001, p. 5.

③ ［美］S. E. Taylor, L. A. Peplau and D. O. Sears：《社会心理学》（第十版），谢晓非、谢冬梅、张怡玲、郭铁元等译，北京大学出版社 2004 年版，第 196—205 页。

④ 董福麟：《"老年歧视"的社会心理探析》，《社会科学》1987 年第 5 期。

会群体对老年人是否存在认知偏差或刻板印象，比如说人们是否认为老年人的知识落伍陈旧，老年人更容易抱怨，等等。调查结果显示，无论是老年人群体对自我的评价，还是非老年人群体对老年人群体的评价，都不积极，这说明人们对老年人缺乏认同感。这次调查还显示，绝大多数被调查对象认为，总体而言我国老年人的生活状态不理想，老年人的基本需求并没得到满足，有关的制度和社会环境对老年人生活的支持程度也远远不够。[1] 这个调查不仅揭示了我国有不少人对老年人存在认知上的偏差，而且表明了这种认知上的偏差是导致老年人遭受歧视的社会心理根源之一。

第二，医生对老年患者与职业风险的认知偏差。从社会心理学的角度看，老年患者过度医疗以及医疗家长主义对老年患者的干预这两个伦理问题的产生源自医生对老年患者与职业风险的认知偏差。就医生对老年患者的认知偏差而言，很多医生认为，一般的患者尚且由于疾病或者对医学科学认识水平有限而不具备自己做医疗决定的能力，遑论作为弱势群体的老年患者。如果将患者病情及其相应的医疗措施对其进行详细解释的话，要么患者本人有可能不想听，要么患者即便听了也理解不了专业化程度很高的医学知识和艰涩难懂的医学词语，有的医生甚至认为病人知道过多信息后将会过于注重眼前的利益而忽略了更长久的风险。基于这些认知，医生进一步认为，他们才是做出决策、掌控局面的最为合适的和权威的人选。相反，如果让患者参与到相关医疗决策中去的话，反而给其增加不必要的负担。[2] 这样一来，医疗家长主义对老年患者的干预也就理所当然了，同时为老年患者的过度医疗提供了契机，因为在医患之间信息不对称的情况下，有的医生就会利用其权威身份而诱导

---

[1] 吴帆：《认知、态度和社会环境：老年歧视的多维解构》，《人口研究》2008 年第 4 期。

[2] Katz, Jay, *The Silent World of Doctor and Patient*, New York：Free Press；London：Collier Macmilla，1984，p. 88. 陈树林、李凌江：《知情同意中病人自主权和传统医疗父权的冲突》，《医学与哲学（A）》，2003 年第 6 期。

患者接受更多不必要的诊疗。就医生对其职业风险的认知而言，当今我国医生面临着职业暴露、工作负荷、个人发展、患者安全、医疗纠纷与冲突及社会转嫁风险这六大风险，其中职业暴露、患者安全以及医患纠纷与冲突可归为职业相关风险。[①] 医生对职业风险的认知直接影响其工作，如果一位医生过高地估计医患纠纷与冲突等职业风险的话，他（她）就会采取防御性医疗措施，多开检查、药物和治疗项目，从而导致过度医疗问题的产生。

第三，老年患者及其家人对医学的认知误区。这是导致老年患者过度医疗以及医疗家长主义对老年患者的干预这两个伦理问题产生的另一认知方面的原因。如上所述，医学是一门专业性很强的学科，现代医学不仅非常复杂而且具有很多不确定性。在我国健康教育并不普及的情况下，很多老年患者及其家人对医学知识知之甚少，对医学的认知存在很大误区。这种认知误区主要表现在三个方面：一是老年患者对疾病的性质不了解或对药物的药理作用及其不良反应不了解，根据经验自行诊断和自我用药；二是老年患者及其家人对医疗检查、药品、输液的作用等有不正确的认识，以为医疗检查和治疗越多越好，并主动要求医生提供这些医疗服务；三是老年患者及其家人往往认为昂贵的、进口的高端药品比普通药物疗效好、见效快，因此有些患者能够用高端药品的话就不用一般药物。老年患者及其家人对医学的错误认识再加上有的医生出于经济利益的追求（在老年患者及其家人主动提出不合理的医疗服务需求或者要求使用高端药品的时候，这些医生为了自身利益通常会满足他们的需求）就会导致过度医疗问题的产生。从另一个方面来讲，老年患者及其家人对医学的认知误区也需要医生运用其专业知识对其医疗决定予以干预，这就导致医疗家长主义的产生。当然，在这种情

---

[①]　刘雪娇等：《医生职业风险认知对防御性医疗行为的影响》，《中国卫生政策研究》2018年第3期。

形下，医生对老年患者予以家长主义干预并非损害老年患者的自主权，而是为了更好地帮助老年患者实现自主权和维护老年患者的利益，因为老年患者及其家人出于对医学的认知误区所作出的医疗决定是非理性的决定，非理性决定不能称之为自主的决定。

### 二　情感与态度因素

除了认知因素之外，我国老年健康伦理问题的产生同时也涉及情感与态度因素。情感与态度原本是两种不同的心理现象，但由于这两者都是人对客观事物的需求关系的反映、人对客观事物的倾向性的反映、具有相同的表现形式和两极性的品质、都受制于认识，因此，在心理学中通常将这两者归为同一类型的心理现象，这一点在心理学界对情感与态度予以界定的时候得到印证。[1] 例如，我国心理学家伍棠棣将情感界定为"人对客观事物的态度"[2]，学者张广辉与王昌平则将态度定义为"情绪情感体验过程的结果"[3]。由此可见，情感与态度之间有着密切的联系。基于此，本文也将这两种因素放在一起予以阐述。就我国老年健康伦理问题而言，主要有以下这三种情感与态度因素导致其得以产生。

第一，人们对老年人的偏见与排斥。如前所述，老年歧视使得我国老年患者在医疗卫生资源分配、照料和社会适应中遭遇不公，从社会心理的角度而言，老年歧视的产生不仅与人们对老年人的错误认知和刻板印象密切相关，同时也与人们对老年人的偏见与排斥紧密相联。关于这一点，国际学术界相关研究已经对此予以证实，例如美国学者 Palmore、Rupp 等人一致认为，除了刻板印象之外，

---

① 高炳奎：《关于情感与态度的关系问题的探讨》，《心理学探新》1987 年第 3 期。

② 伍棠棣等主编：《心理学》，人民教育出版社 1980 年版，第 135 页。

③ 张广辉、王昌平：《关于情绪情感的几个问题》，《心理学探新》1983 年第 4 期。

人们的情感取向也是老年歧视的重要根源之一。[①] 在后续研究中，Palmore 直接指出，老年歧视涉及两个不同的维度：偏见（prejudice）和歧视（discrimination）。[②] 所谓偏见是对一个群体或个人的一种评价，它的主要依据是个人的群体归属。[③] 人们对老年人的偏见一般是指对老年群体的负面评价和否定态度，它的形成通常建立在一些有限的信息或不正确的信息基础之上，例如，有人把社会上对老年群体的某些不正确的评价和态度，用来对待与自己接触的老人；或者将自己看到或听到的某几位老年人的某一消极特征，扩大为老年群体的共同特征。[④] 人们对老年人常有的偏见主要为老年人劳动生产能力丧失、衰老、性欲缺乏、僵化、情感脆弱、无能为力、同质性。[⑤] 由此可见，如同刻板印象，人们对老年人的偏见也是建立在类别化这一认知基础上，只不过刻板印象是认知性的，而偏见是情感性的。一旦人们对老年人存在偏见，他们就会对老年人采取排斥态度，主要表现为尽量避免与老年人直接接触和交流沟通，不愿意亲近老年人，不愿意和老年人一起工作、生活和娱乐。在上述我国学者吴帆针对老年人、上班群体和大学生这三个不同社会群体所做的关于老年歧视的调查中，情感和行为维度就是五大基本维度之一，该维度也属于第一层次亦即社会群体对老年人的主观评价，该调查结果显示，非老年群体和老年群体对于老年人的态度情感评价都不高，非老年群体在整体上表现出不愿意接近或亲近老

---

① Erdman B. Palmore, "Attitudes toward Aging as Shown by Humor: A Review", *The Gerontologist*, Vol. 11, No. 3, Febuary 1971, pp. 181 – 186. Rupp, D. E., Vodanovich, S. J. & Credé, Marcus, "The Multidimensional Nature of Ageism: Construct Validity and Group Differences", *The Journal of Social Psychology*, Vol. 145, No. 3, 2005, pp. 335 – 362.

② Erdman B. Palmore, "Types of Ageists", *Encyclopedia of Ageism*, 2005, p. 331.

③ ［美］S. E. Taylor, L. A. Peplau and D. O. Sears：《社会心理学》（第十版），谢晓非、谢冬梅、张怡玲、郭铁元等译，北京大学出版社 2004 年版，第 186 页。

④ 董福麟：《"老年歧视"的社会心理探析》，《社会科学》1987 年第 5 期。

⑤ 陈佩璋：《对老年的社会偏见或成见》，《中国社会医学》1987 年第 2 期。

年人的倾向。① 这势必导致老年歧视，使得我国老年人在社会领域中处于边缘化的地位。事实上，上述吴帆所做调查中关于我国老年人生活状况的调查结果也对此予以证实。

第二，医生的情绪反应与自保态度。从社会心理的角度而言，过度医疗现象的存在与医生的情绪反应和自保态度密切相关。如前所述，我国医生面临着职业暴露、工作负荷、个人发展、患者安全、医疗纠纷与冲突以及社会转嫁风险这六大风险，这些风险的存在势必影响到医生的心理和工作。社会心理学相关理论表明，个体面对环境威胁和挑战的时候将会产生应激反应，具体表现为生理反应、心理反应和行动反应这三种类型，其中心理反应又包括情绪反应和心理防御机制。② 医生面对外在的风险也会产生应激反应，在心理上产生情绪反应和形成自保态度，其中后者属于心理防御机制。有关研究表明，我国医生对于职业风险所产生的情绪反应主要有害怕、紧张、担心、焦虑、抑郁甚至厌世。③ 为应对这些外在的职业风险，有的医生在医疗决策的时候就会采取自保态度，实行防御性医疗行为，通过多开检查治疗项目以降低职业风险，但是这将导致过度医疗问题的产生。关于这一点，国内外相关调查研究都对此予以证实。例如，Reuveni 等的调查结果显示，医生的焦虑和生气程度与防御性医疗行为之间呈正相关关系。④ 我国的一项调查对此也予以证实，2015 年该调查于武汉、上海、深圳、随州、襄阳、荆州、十堰、黄冈和孝感 9 个不同城市抽取了 17 家不同级别的医疗机构，通过访谈方式对这些机构的医务人员予以调查，调查显示

---

① 吴帆：《认知、态度和社会环境：老年歧视的多维解构》，《人口研究》2008 年第 4 期。

② 陶功定主编：《医学心理学》，河北人民出版社 2007 年版，第 41—45 页。

③ 刘雪娇、张星星、冯秒、孙奕：《医生职业风险认知对防御性医疗行为的影响》，《中国卫生政策研究》2018 年第 3 期。

④ Reuveni, I., Pelov, I., Reuveni, H., Bonne, O. & Canetti, L., "Cross-sectional Survey on Defensive Practices and Defensive Behaviours among Israeli Psychiatrists", *BMJ Open*, Vol. 7, No. 3, March 2017, p. e014153.

医生感到紧张、焦虑及抑郁的频数为 47，频率为 66.2%，采取多开检查、治疗项目及会诊的频数为 39，频率为 54.9%，医生在受访中坦言风险越大检查越多，以免漏诊和误诊，这一切都是为了自保。①

　　第三，老年患者的消极情绪。从社会心理的角度而言，对老年患者予以家长主义干预与老年患者由于生病而引发的消极情绪是分不开的。通常情况下，疾病会导致患者产生各种消极情绪，进而影响到他（她）的理性。对此，精神病学专家的研究表明："病患在心理上往往会觉得焦虑、恐惧，甚至充满罪恶感，从而做出在平时不会做出的判断。"② 这一点对于老年患者尤甚。老年患者本来就由于年老体弱而倍感脆弱，当其处于生病的状态之下，更加容易产生焦虑、沮丧、恐惧、担忧、愤怒等各种消极情绪。在这些消极情绪的困扰下，老年患者不但很难进行理性的思维，其人格甚至都会因此改变。由于老年患者无法对医生提供的与其病情相关的信息进行分析与判断，而他们自身又有很强烈的康复欲，在这种情形之下，老年患者要么把医疗决定权交给其家人，要么把医疗决定权交给医生，医疗家长主义也就有了存在的条件。

　　从上述导致我国老年健康伦理问题产生的社会心理因素中可以看出，社会心理对于社会伦理问题有着不容忽视的影响力和作用力。当然，反过来，社会伦理也能逐步改变人们的社会心理。因此，我国老年健康伦理问题的解决需要正视上述社会心理因素，要尽可能地用正确的舆论引导人们，用健康的价值观来教育人们，为我国老年健康的实现营造良好的社会心理环境。

---

　　① 刘雪娇、张星星、冯秒、孙奕：《医生职业风险认知对防御性医疗行为的影响》，《中国卫生政策研究》2018 年第 3 期。

　　② Cassell, E. J., "Disease as an 'it': Concepts of Disease Revealed by Patients' Presentation of Symptoms", *Social Science and Medicine*, Vol. 10, No. 3, March-April 1976, pp. 143 – 146.

# 第 五 章

## 解决我国老年健康伦理问题的 道德原则及措施

　　作为当代中国老年人问题的重要组成部分，老年健康伦理问题不仅关系到每一位老年人及其家人的切身利益，而且影响到我国老年型社会的战略目标——"积极老龄化"的实现。如果不能对其予以及时、科学和综合性的应对的话，这些问题将进一步损害老年人的利益甚至阻碍社会的健康发展，风险影响将更为深远，未来面临的挑战亦将更为艰巨。习近平总书记曾指出："共产党就是为人民谋幸福的，人民群众什么方面感觉不幸福、不快乐、不满意，我们就在哪方面下功夫，千方百计为群众排忧解难。"[①] 因此，在明晰我国老年健康伦理问题产生的成因基础之上，我们需要进一步解决这些问题，以保障老年人的利益和促进社会的发展。从伦理学的角度而言，欲解决这些问题，当前我国应充分关注老年人权益保障，切身为老年人着想，在遵循一定的道德原则基础之上，从社会经济、制度、文化、心理等层面采取相应的具体措施。

---

　　① 中共中央宣传部主编：《习近平新时代特色社会主义思想三十讲》，学习出版社 2018 年版，第 225 页。

# 第一节 解决我国老年健康伦理问题
## 应遵循的道德原则

一切旨在解决我国老年人健康伦理问题的行动和举措都应在合适的伦理框架下开展，这个伦理框架是由系列道德原则构成的。这些道德原则作为我国社会用以协调老年健康领域中各主体之间利益关系的根本指导原则，既为我们解决老年健康伦理问题提供方向引导，也为我们提出的解决措施提供了伦理辩护。针对我国老年健康伦理问题的症候和成因，在解决这些问题的时候应遵循惠及老年群体的正义安排、有利老人、尊重老人和关怀老人四个道德原则，以下即对其予以详细论述。

## 一 惠及老年群体的正义安排

老年人在健康领域中遭遇各种不公是当前我国最为突出的老年健康伦理问题，因此解决我国老年健康伦理问题首先应该遵循的道德原则是惠及老年群体的正义安排。虽然我国老年人遭遇的不公有着不同的表现形式，有的表现为老年人在医疗卫生资源分配中的不公；也有的表现为老年人在长期照料中的制度不公和性别不公；还有的表现为老年人在社会适应中遭遇各种歧视和排斥，但是这些不公现象从其性质上而言都属于根本不公正，也就是权利与义务相交换的不公正，从其行为主体而言都属于社会不公正，也就是社会作为行为主体的不公正，这些不公都可归之为社会根本不公正。反过来说，在我国健康领域中，老年人迫切需要的是社会根本公正，而社会根本公正可以理解为亚里士多德所说的"分配公正"，亦即社会给每个人分配权利和义务的公正。① 因此，惠及老年群体的正义安排主要涉及的是分配正义。

分配正义是指在社会中由构成社会合作的合理规范决定的公平、公正和适当的分配。② 一直以来，人类都在追求分配正义，这是由于人类社会生活建立在占有各种社会资源的前提基础之上，物质财富、政治权利、发展机会等各种社会资源的分配可谓人类社会生活的一个重要内容。因此，一个社会能否保证社会资源得到公正分配至关重要。对于社会资源分配问题，人类对分配公正性的重视和追求远胜于其对分配份额的重视和追求。③ 正如亚当·斯密所言："对社会生存而言，正义比仁慈更根本。社会少了仁慈虽说让人心情不舒畅，但它照样可以存在下去。然而，要是一个社会不公行为横行，那它注定要走向毁灭。"④ 罗尔斯也指出："我们可以设想一种公开的正义观，正是它构成了一个组织良好的人类联合体的基本条件。"⑤ 作为社会一隅，老年健康领域亦不例外，分配正义在这一领域中的重要性不言而喻。事实证明，无论是对于老年人，还是其他人，乃至整个社会，分配正义的缺失都有着不良影响（前文中已经对此予以揭示和论证，此处不再赘述），因此我国需要倡导惠及老年群体的正义安排。

正如当代美国哲学家杰弗利·雷曼惠（Jeffrey Reiman）所指出的："正义是一套原则，它是所有人都愿意接受的合理行为规范，其存在的目的是保护所有人，使他们免受相互奴役的

① 王海明：《新伦理学》，商务印书馆 2001 年版，第 312 页。

② Tom L. Beauchamp & James F. Childress, *Principles of Biomedical Ethics* ( Fourth edition ), New York: Oxford University Press, 1994, p. 327.

③ 向玉乔：《论分配正义》，《湖南师范大学社会科学学报》2013 年第 3 期。

④ ［英］亚当·斯密：《道德情操论》，余涌译，中国社会科学出版社 2003 年版，第 93 页。

⑤ ［美］约翰·罗尔斯：《正义论》，何怀宏、何包钢、廖申白译，中国社会科学出版社 1988 年版，第 3 页。

威胁。"① 分配正义的两大基本原则就是形式公正原则和实质公正原则。② 惠及老年群体的正义安排同样需要合乎这两个原则。就形式公正而言，它要求同样的人必须同等对待，以及不同的人必须不等同对待。这一点具体到老年健康领域就是，一方面，我国应该大力保障每一位老年人的包括食物、衣着、住房、医疗以及必要的社会服务在内的各项社会经济权益，他们不但应该享有与其他年龄群体等同的权益，而且老年群体内部之间不应存在待遇差距而应该平等对待；另一方面，我们应该充分考虑老年人的特殊性尤其是失能老年人及其家属面临的困难，在医疗卫生资源分配上可以适当地向老年人倾斜，在相关政策和制度安排上可以适当地为失能老年人及其照料者提供支持。就实质公正而言，它要求根据个体的贡献、价值和需要等因素来分配权利与义务。虽然在如何给每个人分配权利和义务才是公正的这一问题上人们一直争论不休，例如，费因伯格（Feinberg）认为社会正义可归结为五种原则："（1）完全平等原则；（2）需要原则；（3）德才和成绩原则；（4）贡献（或应得回报）原则；（5）努力（或劳动）原则。"③ 彼彻姆（Tom. L. Beauchamp）将其归结为六条原则："（1）分配给每个人相等的份额；（2）按照个人需要分配；（3）根据个人权利分配；（4）按照每个人的成果进行分配；（5）根据每个人对社会的贡献进行分配；（6）按照其劳绩进行分配。"④ 弗兰克纳（W. K. Frankena）则认为："不同的思想家们已经提出的一些标准是：（1）正义是根据人们的德行或价值来对待他们；（2）在公平地分配善恶的意义上，把人们作为相同者来对待；

① Reiman, Jeffrey H., *Justice and Modern Moral Philosophy*, New Haven: Yale University Press, 1990, p. 4.

② Tom L. Beauchamp & James F. Childress, *Principles of Biomedical Ethics* (Fourth edition), New York: Oxford University Press, 1994, p. 328.

③ Feinberg, Joel, *Social Philosophy*, Englewood Cliffs, N. J.: Prentice-Hall, 1973, p. 109.

④ ［美］汤姆·L. 彼彻姆：《哲学的伦理学》，雷克勤等译，中国社会科学出版社 1990 年版，第 340 页。

（3）根据人们的需要、能力或两者的结合来对待他们。"① 然而，正如我国学者王海明分析所言，人们提出的各种社会公正原则其实可以归结为五条：（1）按照贡献分配权利的贡献原则；（2）按照品德分配权利的品德原则；（3）按照才能分配权利的才能原则；（4）按照需要分配权利的需要原则；（5）分配给每个人同等权利的平等原则。② 为了确保我国老年人得到公正待遇，需要做到三点：第一，我们在按照贡献原则和德才原则（品德和才能实乃潜在的贡献）分配权利和义务时要认识到老年人社会贡献的先在性以及社会成果贡献的现时性，老年人曾经用他们的德才为社会发展做出过贡献，不能因为他们年老后做出的贡献不如年轻一代就否定老年人目前享受社会成果的权利。人类社会是在无数代老一辈与下一辈承上启下的交替中进步的，今天的繁荣与文明建立在上一代人艰苦奋斗打下的良好基础之上。第二，我们在按照需要原则和平等原则分配权利和义务时要认识到这两者只是针对基本权利的分配而言，按需分配人权和基本权利完全平等的依据都是源于每个人都是缔结人类社会的一分子，他们作为这个社会的股东理应享有这些权利，这里面无疑包括老年人，不能因为老年人不能为社会创造较大的价值而致使他们无法获得社会的认可和尊崇，任何时候老年人都是我们这个社会中不可或缺的一部分。第三，如果按照这些社会公正原则给老年人分配权利时老年人还是处于不利地位的话，那么应该实行补偿原则以保障老年人的生存权利和生活权利，这就像罗尔斯主张的那样，亦即获利较多者必须给予较少者以相应的补偿权利："社会和经济的不平等（例如财富和权力的不平等），只要其结果能给每个人，尤其是那些最少受惠的社会成员带

---

① ［美］威廉·K. 弗兰克纳：《伦理学》，关键译，生活·读书·新知三联书店1987年版，第103页。

② 王海明：《新伦理学》，商务印书馆2001年版，第312页。

来补偿利益，它们就是正义的。"①

需要指出的一点是，从分配正义的形式公正原则和实质公正原则的要求和分配标准中，可见正义又可分为基于人的同一性的正义和基于人的差异性的正义。② 例如，形式公正要求的同样的人同样对待就是基于人的同一性，不同的人不等同对待则是基于人的差异性；实质公正按照需要原则和平等原则分配权利倾向于关注人的同一性，按照贡献原则和德才原则分配权利倾向于关注人的差异性。前文业已提到，同一性正义和差异性正义应该保持协同且合理有度，这样社会才能和谐发展，反之则矛盾重重。因此，在惠及老年群体的正义安排中，我们尤其需要处理好这两者的关系，保持同一性正义与差异性正义的动态平衡与合理有度。例如，在我国医疗卫生资源的代际分配中，国家既不能一味地强调国民卫生服务需求的同一性，这样虽然实现了等量医疗卫生资源消费，却抹杀了老年人需求的特殊性；也不能一味地强调满足老年人的医疗卫生服务需求，这样虽然尊重了老年人的差异，却伤害了其他年龄组拥有的平等医疗服务权。如果国家过于强调社会成员医疗卫生资源分配权的平等性而忽视老年人的特殊需求，就应该由差异的要求出面调和；如果国家过于照顾老年人的需求导致医疗卫生资源分配差异过大，就应该由平等的要求出面调和。其他老年健康伦理问题同理。

无论是同一性正义还是差异性正义，这二者终究都要通过采取相关措施付诸实践才能实现。因此，老年健康领域中的分配正义的实现不能仅依靠强调惠及老年群体的正义安排这一道德原则。对于分配正义，亚里士多德认为这是个人公正德性的一种重要表现形式，个人追求的分配正义是指"所有人都同意应该按照各自的所值

---

① ［美］约翰·罗尔斯：《正义论》，何怀宏、何包钢、廖申白译，中国社会科学出版社1988年版，第12页。

② 易小明：《论差异性正义与同一性正义》，《哲学研究》2006年第8期。

分配"①；罗尔斯则认为："正义的主要问题是社会的基本结构，或更准确地说，是社会主要制度分配基本权利和义务。"② 可见，我国老年健康领域中的分配正义需要在惠及老年群体的正义安排这一道德原则的指导下，通过加强个人健康道德教育和完善相关制度才能实现，对此下文将予以详细论述。

## 二　有利老人

切实解决我国老年人所面临的健康伦理问题还需要倡导有利原则。在我国，有利意味着利他、行善事和助人为乐等含义。在英语语境中，"有利"（beneficence）一词暗含着仁慈、善良和慈善等举动，利他主义、仁爱和人道有时候也被认为是有利的形式。既然有利是指一种有益他人的行动，那么有利原则是指为他人利益行动的道德责任。虽然很多善举并不是义务的，但是有利原则却支持一种旨在帮助他人增进其重要的和正当的利益的义务。无论是基于人性的需要，还是社会发展的需要，倡导和实施有利原则都是有必要的。有利在一些伦理学理论中占据中心位置，例如功利主义系统地安排在有利原则（效益原则）之上，弗兰西斯·哈奇森（Francis Hutcheson）和大卫·休谟（David Hume）将善举放在他们的共同道德（common-morality）理论的中心位置。在这些伦理理论中，有利之所以处于中心地位，在某种程度上是因为它被人们认为这是一种激励我们为他人利益行动的人类本质的一个方面，在这些理论中这个目标与道德本身的目标密切相联。③ 这一道理同样适用于老年

---

① ［古希腊］亚里士多德：《尼各马科伦理学》，苗力田译，中国社会科学出版社1999年版，第100页。

② ［美］约翰·罗尔斯：《正义论》，何怀宏、何包钢、廖申白译，中国社会科学出版社1988年版，第5页。

③ Tom L. Beauchamp & James F. Childress, *Principles of Biomedical Ethics*（Fourth Edition）, New York：Oxford University Press, 1994, p. 260.

健康领域。对于在这一领域中处于弱势地位的老年群体，我们不能仅追求正义原则以维护其正当权益，还应倡导有利原则以增进其利益。我们之所以对老年人倡导有利原则，这不仅是人性情感使然，也是解决我国老年人面临的困境、促进老年型社会健康发展的需要。

作为生命伦理的重要原则，有利原则包括两个要求：确有助益和权衡利害。[①] 就确有助益而言，如果仅着眼于医患关系的话，这一要求是针对医务人员提出来的，并认为这是医务人员的职责。衡量医务人员的行动对病人是否确有助益或有利病人，又需要满足这四个条件：一是病人确有疾病，二是医务人员的行动与解除病人疾病痛苦直接有关，三是医务人员的行动有可能解除病人疾病痛苦，四是病人受益并不给别人带来太大的损害。[②] 作为通用条件，这些无疑也适用于老年患者。如果医生都能按照确有助益的要求对待老年患者，那么不但老年患者的生命健康利益能得到保障，而且老年患者的过度医疗问题将大为缓解。由于老年人的健康受各种社会经济因素的影响，为了切实增进我国老年群体的利益，我们不能仅将确有助益这一要求停留在医患层面，还应该将其扩大到整个社会领域，上至国家下至家庭都应该主动、积极地把为老年人谋利益视为一种责任，设身处地地为老年人着想，全面保障和增进老年群体的包括医疗资源、经济收入、社会保障、社会支持在内的各种社会经济利益。由于一些行为尤其是医疗行为可能并不是单纯地带来益处，同时也会产生一些负面效应，那么这个行为要获得伦理辩护的话，就得满足有利原则的另一个要求——权衡利害。就权衡利害而言，在医疗实践中，它要求医务人员和研究者的行动使病人或受试

---

① 翟晓梅、邱仁宗主编：《生命伦理学导论》，清华大学出版社 2005 年版，第 58 页。

② 翟晓梅、邱仁宗主编：《生命伦理学导论》，清华大学出版社 2005 年版，第 58 页。

者能够得到最大可能的受益而带来最小可能的害处或风险。① 事实上，关于最适合的医疗判断通常建立在可能的受益或伤害基础之上，而关于涉及受试者研究的伦理可接受性在一定程度上反映了关于受试者的风险是否超过了所有可能受益的判断。② 对于医务人员而言，权衡一项医疗措施对患者可能的好处与可能的坏处，以便实现利益最大化和受损最小化的目的，这是他们对于患者应尽的义务。权衡利害的要求在老年健康领域中有着广泛的应用，它不仅适用于医生帮助老年患者选择最佳治疗方案这一情形，以维护老年健康和减少过度医疗；而且适用于家长主义者对老年群体予以干预的情形中，家长主义是否具备道德正当性标准之一就是目的正当性标准，而其目的就是在权衡利弊基础上最终增进老年人的利益。③ 权衡利害的要求甚至适用于广大的社会领域，因为很多公共政策和制度的制定也是在理性分析某一问题的利弊、全面权衡其利益得失的基础上制定出来的。因此，我们应将权衡利害这一要求广泛应用到与老年健康相关的各个领域中，尽可能实现老年群体利益最大化和受损最小化。

既然有利的行为是对他人确有助益的行为或者是实现他人利益最大化和损害最小化的行为，那么伤害他人的行为显然是不利的行为，反过来说，有利他人的行为最起码是不伤害他人的行为。这就表明了有利和不伤害之间的密切联系：有利包含了不伤害，不伤害是有利的基本要求和体现，换言之，不伤害是有利的底线。对此，我国学者邱仁宗认为，有利原则比不伤害原则更广泛，它要求所采

---

① 翟晓梅、邱仁宗主编：《生命伦理学导论》，清华大学出版社2005年版，第59页。

② Tom L. Beauchamp & James F. Childress, *Principles of Biomedical Ethics* (Fourth Edition), New York：Oxford University Press, 1994, p.291.

③ 刘玮玮、贾洪波：《家长主义之于老年患者的道德正当性标准》，《齐鲁学刊》2018年第3期。

取的行动最起码能够预防伤害和消除伤害。① 这里需要说明的一点是，不伤害并不意味着完全杜绝所有伤害，而是杜绝不应有的伤害。事实上，在各个社会领域尤其是医疗领域，伤害都有其存在的必然性，有利原则中的权衡利害也表明了现实中很多事情既能给人带来益处但也存在风险，只是我们尽可能使其利益最大化和损害最小化。这一点具体到老年健康领域，要求我们首先需要做到的是不让老年人受到不应有的伤害，在这一基础之上再为老年人谋取更多利益。

另外，无论是按照确有助益的要求为他人谋利益，还是按照权衡利害的要求为他人谋利益，道德主体都需要切身关注他人，也就是关怀他人。虽然有利本身也暗含着仁慈和善举以及体现为仁爱，且一个仁爱的人更容易做出有利他人的行为，但是两者的性质还是不一样，有利是义务，仁爱和行善的范畴却不是义务。因此，为了真正有利老年人和切实增进老年人的利益，我们还需要在有利原则基础之上进一步倡导关怀原则，尽管这两者有密切联系，但是其侧重点不一样，因而需要进一步论述。

### 三　关怀老人

关怀又称关心，它含有照顾、关切、爱护等涵义。关怀通常意味着一种全身心投入（engrossment）的状态，当代美国哲学家内尔·诺丁斯（Nel Noddings）认为关怀包含两种基本含义：一是关怀与承担等同，如果一个人承担或者操心某事并为之烦恼，也就是他在关怀此事；二是关怀意味着一个人对某人有一种欲望或者关注，他注意到某人的想法和利益。② 我国向来就有关怀弱者的道德传统，例如对于老人的关怀，儒家就有"老吾老，以及人之老"

---

① 翟晓梅、邱仁宗主编：《生命伦理学导论》，清华大学出版社 2005 年版，第 58 页。
② 肖巍：《女性主义伦理学》，四川人民出版社 2000 年版，第 45 页。

（《孟子·梁惠王上》）以及 "人不独亲其亲，不独子其子，使老有所终，壮有所用，幼有所长，矜、寡、孤、独、废疾者皆有所养"（《礼记·礼运》）之类的主张。虽然儒家强调对弱者的关怀，但儒家伦理更多地被称为 "仁" 之伦理而非关怀伦理，关怀固然是 "仁" 的基础却不是 "仁" 的唯一。最早将关怀作为一种伦理学范畴并创立起关怀伦理学的是当代美国心理学家卡罗尔·吉利根（Carol Gilligan），在 20 世纪 70 年代，她率先将关怀与女性相联系，阐述了一种强调责任、关系、联系以及情境的关怀伦理学，[①] 通过倡导关怀伦理以缓解现代社会的激烈竞争和紧张关系对人们造成的伤害。后来，诺丁斯在吉利根（Nel Noddings）的伦理学基础之上对男女两性各自的自然特性和社会特性做了进一步分析，提出了一种与建立在男性伦理推理基础上的公正伦理截然不同的关怀伦理理论模型，她认为关怀伦理虽然建立在女性伦理推理基础之上，但却适用于男女两性。自此之后，弗吉尼亚·赫尔德（Virginia Held）、萨拉·拉迪克（Sara Ruddick）、特朗托（Joan C. Tronto）等多位女性主义伦理学家都对关怀伦理学予以继承和发展，在这种理论演进中关怀逐渐成为现代社会道德价值取向之一。关怀伦理学具备三个主要特征：一是试图根据具体情况来解决道德问题，而非诉诸抽象的和普遍化的原则；二是倾向于运用关怀而非原则、推理、判断和证明来分析和解决道德困境；三是注重人们的情感、感觉和需要、人与人之间的关系以及关怀的品质和能力。[②] 对于处于社会转型时期且又步入老年型社会发展阶段的我国而言，很有必要倡导关怀伦理，尤其是要多关怀处于弱势地位的老年群体，这不仅是对我国关怀老人这一优良道德传统的继承和发扬，更是妥善处理代际关系和

---

① 田广兰：《公正与关怀——民生制度与实践的伦理原则》，《道德与文明》2011 年第 3 期。

② 卢风、肖巍主编：《应用伦理学概论》，中国人民大学出版社 2008 年版，第 290 页。

改进老年人生存与发展状况的客观需要。

在关怀伦理学中，关怀被不同的伦理学家从不同的角度予以阐释，关怀被分别解读为某种德性、实践、关系、政治理论或者意向，其中德性之说占据主导地位，因为关怀最突出的特性就是一种品质。① 然而，无论从哪个角度阐述关怀，关怀伦理的首要表达就是关注他人。② 我们将关怀伦理应用到老年健康领域，其首要表达自然就是关注老年人。这种关怀首先意味着关怀者的德性。作为德性的关怀是一种建立在现实伦理关系基础之上，由道德情感、道德认识、道德意志和道德行为所构成的德性。③ 关怀者对待老年人不但要有仁慈、同情等道德情感，因为关怀与仁慈、同情紧密相联；④ 而且要有正确的道德认识，认识到老年人的价值及其情感需求；同时要有坚定的道德意志，尤其是在关怀者长期照料失能老年人的过程中，如果没有坚定的道德意志的话很难完成这一琐碎而又艰辛的任务；关怀者还要采取具体的道德行动，从国家政策层面到家庭照顾层面都应采取相应的行动，无微不至地关怀老人。关怀者对老人的关怀同时意味着一种人际道德关系。关怀的关系依靠情感的体验与移情来维系，在双方互动过程中强调基于责任与情感的投注、移情、反应等观念，其中投注意味着被关怀方是开放的、不加选择地完全接纳，移情是指人际相互作用中，关怀方积极理解、体验被关怀方，反应则是指被关怀方对关怀行为的效果做出反馈。⑤ 具体到老年健康领域，这种人际道德关系有双重意味：一方面，被关怀的老年人能够信任关怀者，向关怀者倾诉痛苦和表达诉求，老年人能够充分感知并接受关怀者的关爱并对其心存感激；另一方面，关怀

① 肖巍：《女性主义关怀伦理学》，北京出版社1998年版，第240页。
② 楚丽霞：《关怀伦理的心理特征及应用价值》，《道德与文明》2006年第3期。
③ 肖巍：《女性主义关怀伦理学》，北京出版社1998年版，第23页。
④ 楚丽霞：《关怀伦理的心理特征及应用价值》，《道德与文明》2006年第3期。
⑤ 于沧海：《试论道德的两种价值取向：公正与关怀》，《学术交流》2015年第5期。

者能够意识到老年人的需求，并对老年人的需求做出应有的回应与反馈，同时无论自己是否愿意做，也都会努力做老年人希望自己做的事情，并将其视为一种责任。除此之外，关怀者对老年人的关怀还意味着是一种政治理想和一种政治策略。关怀伦理学家特朗托认为："只有在我们把关怀作为一种政治观念时，才能在我们的文化中，改变关怀以及从事关怀活动的人们的地位。"① 同理，为了切实改善老年人的境遇，我们对于老年人的关怀也应该将其上升到政治层面，国家在制定老年人公共政策和相关制度的时候应该将关怀作为其原则和理念，让老年人得到来自国家和政府的深切关怀。

如同关怀伦理学家对关怀的多维阐释，我们对老年人的关怀也可以做出多种解读。除了上述三种主要形式之外，对老年人的关怀也可体现和付诸具体的实践和意向。当然，无论采取何种关怀形式，它们一定是建立在关注老人这一前提之下，要求我们应该更多地倾听老年人的声音和关注老年人的感受。作为一种柔性原则，关怀老人不但有利于老年人利益的增进，而且有利于老年人公正待遇的实现。事实上，关怀原则除了和有利原则存在一致性之外，关怀与公正这两个原则也存在统一性。在现实道德生活中，关怀与公正是不可分离的，在很多境遇中关怀意味着公正，反之亦然。因此，美国境遇伦理学家弗莱彻（Joseph Fletcher）曾言："爱与公正是一回事，因为公正就是被分配的爱。"②

## 四　尊重老人

除了上述三个原则之外，尊重老人的原则也是解决我国老年健康伦理问题必不可少的道德原则之一。尊重原则是生命伦理学的基

---

① Joan C. Tronto, *Moral Boundaries*, London：Routlege, Chapman and Hall, Inc., 1993, p. 157.

② ［美］约瑟夫·弗莱彻：《境遇伦理学》，程立显译，中国社会科学出版社1989年版，第70页。

本原则之一，在伦理学中之所以强调尊重人是因为人是世界上唯一有理性、有情感、有目的、有价值、有信念、有建立和维持社会关系能力的实体。[①] 荀子曾云："仁者，必敬人"（《荀子·臣道》），《礼记·中庸》曰："天地之性，人为贵"，《尚书·泰誓》云："唯人，万物之灵。"康德也指出："在这个目的秩序中，人（与他一起每一个有理性的存在者）就是自在的目的本身，亦即他永远不能被某个人（甚至不能被上帝）单纯用作手段而不是在此同时自身又是目的，所以在我们人格中的人性对我们来说本身必定是神圣的：这就是从现在起自然得出的结论，因为人是道德律的主体，因而是那种自在地就是神圣的东西的主体，甚至一般说来，只是为着道德律并与此相一致，某物才能被称之为神圣的。"[②] 每一个人都应该得到尊重，老年人尤其需要得到人们的尊重，这不仅是对我国尊老这一优良道德传统的继承和发扬，也是对老年人为社会和家庭所做出贡献的充分肯定。

在现代社会，尊重老人首先意味着尊重老年人的人格权。所谓人格权是指一个人生下来即享有并应该得到肯定和保护的权利。根据我国现行法律规定，自然人不但享有生命权、健康权、身体权及其死后的遗体权等物质性人格权，同时享有名誉权、荣誉权、人格尊严权、人身自由权、隐私权等精神性人格权。[③] 我们无疑应该尊重老年人的人格权。针对当前我国老年人的生存与发展现状，在老年健康领域中我们尤其要尊重老年人的这两项人格权：一是老年人的健康权，在分配医疗卫生资源的时候国家应该考虑老年人的特殊需求，在资源分配上适当地向老年人倾斜，满足每一位老年人的医疗卫生服务需求，充分保障老年人的健康权；二是老年人的人格尊

---

① 陈元方、邱仁宗：《生物医学研究伦理学》，中国协和医科大学出版社 2003 年版，第48 页。

② ［德］康德：《实践理性批判》，邓晓芒译，人民出版社 2003 年版，第 180 页。

③ 丘祥兴主编：《医学伦理学》，人民卫生出版社 1999 年版，第 51 页。

严权，我们不应将老年人视为社会发展的拖累与障碍而歧视他们，老年人应该享有其应有的社会经济地位以及受到他人和社会的最基本的尊重，让老年人有尊严地活着既是政府所应承担的责任，也是家庭所应肩负的责任。

在强调个人自由的现代社会，尊重老人更多地意味着尊重老年人的自主性。所谓自主性是指一个人按照他（她）自己的价值和计划决定他（她）的行动方针的一种理性能力。[①] 从自主性的概念中，可见自主性包含了两个要素：一是人们有能力思考行为计划，二是人们有能力将计划付诸实施。尊重自主性原则是现代生命伦理学的核心原则，这一原则的提出源于强调个人自由与选择的自由主义道德与政治传统，它要求涉及他人的行为必须得到他人的允许，任何一个有健全思维能力的成年人对于涉及自身利益的行为具备自决权。[②] 如前所述，我国老年人很容易成为家长主义的干预对象，硬家长主义对老年人的干预造成了老年人自主权的丧失，进而损害了老年人的尊严、生命安全等利益。因此，我们尊重老年人不仅要尊重其人格权，还要在此基础上进一步尊重老年人的自主性。那么，究竟该如何尊重老年人的自主性呢？美国学者彼彻姆和 Walters 认为："尊重有自主性的人意味着适当地承认这个人的能力和观点，包括承认他/她持有某些看法的权利，承认他作出某些选择、根据自己的价值观和信仰从事某些行为的权利。"[③] 在老年健康领域中，为了促进老年人的自主性，医务人员尤其要遵守知情同意的要求。知情同意包含了四个要素（这同时也是知情同意的四个必要条件）：1. 同意的能力，这是实行知情同意的前提，判断患者是否具备同

---

① 翟晓梅、邱仁宗主编：《生命伦理学导论》，清华大学出版社 2005 年版，第 52 页。

② 卢风、肖巍主编：《应用伦理学概论》，中国人民大学出版社 2008 年版，第 291—292 页。

③ Tom L. Beauchamp and LeRoy Walters, *Contemporary Issues in Bioethics* (5th ed.), Belmont, Calif.: Wadsworth Publishing Company, 1999, p. 19.

意的能力的标准包括理解信息的能力与对自己行动的后果进行推理的能力；2. 信息的告知，它要求医务人员给患者提供一个人做出合乎理性的决定所需要的全部信息；3. 信息的理解，有效的知情同意需要患者对信息的适当理解，医务人员应尽可能用患者能够理解的语言和方式来提供必要信息；4. 自由的同意，也就是说一个人做出决定时不受其他人不正当的影响或强迫。① 只要老年患者满足知情同意中与之相关的必要条件，医务人员就应该充分尊重和实现老年患者的知情同意权。强调老年患者的知情同意权不仅有助于减少医疗领域中硬家长主义的做法，而且有助于缓解过度医疗现象。为了切实保障老年人的权益和帮助老年人实现自治，不仅医务人员应该充分尊重老年人的自主权，而且国家在制定与老年人相关的公共政策以及做出与之相关的决策的时候也应该尊重老年人的意愿，以老年人的意志为准。

在此需要说明的一点是，尊重老年人的自主性并不是一项绝对的原则和要求。以医疗领域为例，虽然患者自主是维护和实现其自身利益的根本途径，但是当老年患者做出的选择不合乎理性且导致其利益受损的时候，还是需要医务人员对其予以引导甚至干预，原本自主性与权威并不冲突，患者为了做出合乎理性的选择，需要求助于权威。这也反映了尊重原则和有利原则的一致性，我们之所以强调尊重老人其目的也是实现老年人利益的最大化。当然，除了有利原则之外，尊重原则与公正原则、关怀原则同样都具有统一性，公正原则原本就是立足于权利自主的认识论之上，任何公正的分配都是建立在尊重人的基本立场上；关怀原则强调关怀者应关注和理解被关怀方的感受，其实质也是尊重。可见，惠及老年人的正义安排、有利老人、关怀老人、尊重老人这四大原则虽然侧重点不同且

---

① 翟晓梅、邱仁宗主编：《生命伦理学导论》，清华大学出版社 2005 年版，第 54—55 页。

适用于不同的情景，但是这四者具有统一性，它们终究是相辅相成
的，从而共同构成了老年健康伦理的框架。

## 第二节　解决我国老年健康伦理问题的具体措施

　　为了切实解决我国老年健康伦理问题，我们应在惠及老年人的
正义安排、有利老人、关怀老人、尊重老人这四大道德原则指导之
下采取具体措施。基于我国老年健康伦理问题的产生源自社会经
济、制度、文化和心理这四个方面的因素，与之相应，我们将分别
从社会经济、制度、文化和心理这四个层面，针对有关问题的症结
及其原因，采取相关措施。

### 一　社会经济层面应采取的措施

　　从社会经济的角度而言，我国老年健康伦理问题的产生源自我
国经济的双重转型、城乡二元经济结构的长期存在、医学高新技术
的开发与应用这三大因素。这些因素中有的属于社会经济发展的必
然趋势，有的属于社会历史遗留下来的问题，对于它们我们不能简
单地全盘肯定或否定，而是要在尊重社会经济发展规律的前提下，
尽可能地针对相关问题采取有效措施，以消除这些社会经济因素对
老年健康的不利影响。

　　对于经济双重转型导致的老年人社会经济地位的下降和社会价
值的贬低，我国不仅不能放弃经济发展，反而要进一步促进经济发
展，这是因为现代社会有一些人歧视老年人，视老年人为社会发展
的负担，这在很大程度上源于我国"未富先老"的现实。养老原本
需要坚实的经济基础作为保障，然而，我国的经济发展水平却远落
后于步入老年型社会的欧美发达国家。通常发达国家步入老年型社

会时人均 GDP 达到 5000—10000 美元以上，而我国于 2000 年步入老年型社会时，人均 GDP 仅为 856 美元。[①] 虽然 2017 年我国人均 GDP 跃升至 8827 美元，世界排名为第 74 位，但是较之于欧美等发达国家的人均 GDP 数万美元这一水平（同年度世界排名第八的美国其人均 GDP 为 59532 美元），[②] 依然存在很大差距。我国在经济水平并不发达的情况下却要养活人口数量位居世界各国首位的老年群体，经济负担之重可想而知。因此，我国不仅不能放弃经济发展，反而要促进国民经济的发展。这种发展不是片面地追求速度，而是要实现可持续发展。而要保持我国国民经济持续、快速、健康发展和实施可持续发展战略的话，关键要实现经济增长方式的根本性转变，也就是促进我国经济从粗放型经济向集约型经济转变。[③] 为此，我国一是要重视科技创新、制度创新、管理创新，二是要提高职工的劳动素质，三是要推进经济结构调整，四是要发展循环经济。[④]

然而，仅仅是大力发展国民经济还不能完全解决我国老年人的社会经济地位下降以及社会价值贬低的问题。正如我国学者姚远所指出的，政府的认识和相关政策对于老年人的社会价值能否得到社会的认可有很大的决定性作用。在人口老龄化的现代社会，政府对老年人的重视是促使全社会对老年人的社会价值达成共识的重要因素，如果仅依靠宣传和弘扬尊老的文化传统，而没有政府对老年人的重视以及缺乏相应的经济政策、法律政策和社会政策支持，那么老年人的社会价值很难得到真正实现。[⑤] 因此，为了切实提高老年

---

① 赵强社：《农村养老：困境分析、模式选择与策略构想》，《中国公共政策评论》2016 年第 2 期。

② 《2017 年世界人均 GDP 排名（世界银行版本），看看咱中国排第几?》，https://www.sohu.com/a/242603281_712250，2020 年 7 月 20 日。

③ 朱学新：《转型与发展：中国经济面临的双重任务》，《学术评论》1996 年第 12 期。

④ 卫兴华：《着力加快经济增长方式的转变》，《人民论坛》2006 年第 6 期。

⑤ 姚远：《老年人社会价值与中国传统社会关系的文化思考》，《人口研究》1999 年第 5 期。

人的社会经济地位，帮助他们更好地实现社会价值，我国政府应该继续深入推进老龄事业全面协调可持续发展。在社会经济层面，政府应加大对养老服务的财政投入力度，以国民收入再分配的方式给予老年人以一定的经济补偿。与此同时，在制度层面上，我国应进一步完善《中华人民共和国老年人权益保障法》以及与老年人相关的社会保障制度（这一点下文将予以论述）。一旦政府给予老年人以充分的经济支持和制度支持，老有所养与老有所依就能真正得以实现，人们也就不会歧视老年人而将其视为社会发展的负担。

对于经济双重转型造成的区域之间经济发展不均衡而引发的老年人医疗资源分配横向不公问题，我国应该采取相关措施逐步实现区域之间的协调发展，继续执行诸如"西部大开发""振兴东北老工业基地""中部崛起"等体现社会主义公正和共同富裕理念的区域协调发展战略计划，以便从根本上解决这一问题。为了实现区域协调发展，中央政府应该进一步加大对中西部欠发达地区的财政转移支付力度，制定和实施各种优惠政策，建立东部发达地区向中西部地区的"利益补偿"机制；[1] 消除地区壁垒和地区封锁，促进各种要素尤其是劳动力要素在区域之间的自由流动，加快形成全国统一市场；[2] 建立健全区域合作与互助机制，加强东部地区、中西部地区的联动与协作；加强中西部地区基础设施建设，改善中西部地区经济发展所需的硬环境；加大对中西部贫困地区公共服务产品投入的财政支出，促进其社会事业的发展，使这些地区的人民能够更多地享受到经济和社会发展的成果。除了这些社会经济发展措施之外，我国政府还可以直接通过调整卫生政策来改变区域之间医疗卫生资源分布不均衡的状况，以实现不同地区老年人的健康平等，关

---

① 赵立民：《梯度推移与区域经济和谐发展》，《光明日报》2006 年 7 月 31 日第 9 版。

② 韩俊、任兴洲：《建设统一开放竞争有序的市场体系》，《人民日报》2013 年 11 月 20 日第 7 版。

于这一点下文在论述制度层面所应采取的策略时将予以详细探讨。

对于我国社会主义市场经济体制的确立而引起人们对利益最大化的追求，所造成的过度医疗行为以及政府和用人单位减少对照料失能老年人的支持等问题，并不意味着市场经济体制本身存在错误。从社会经济视角来看，过度医疗问题的发生主要是因为我国医疗卫生事业的发展严重滞后于经济和其他社会事业的发展，目前制约我国卫生事业发展的体制性、机制性、结构性的矛盾还没有解决，在财政投入不足的情况下公立医院不得不主要依靠医疗服务收费来维持运转。[①] 就政府和用人单位减少对照料老年人的支持而言，前者是为了减少财政赤字，后者是为了降低成本，它们都是过于强调经济效率而忽视了公平。正如前文所言，这两种现象的发生归根结底是因为我国没有正确处理经济效益和社会效益、效率与公平之间的关系。作为一个严重老龄化国家，我国应该放眼于未来而不能拘泥于眼前利益。从社会经济的角度而言，政府应该促进经济与社会、效率与公平的协调发展，加大对公立医院的财政投入，加强对失能老年人的经济支持（例如为失能老年人家庭发放补贴），扩大公共产品供给，提高公共服务质量。当然，这些举措又要通过制度才能付诸实践，下文将对此予以详细论述。

对于我国城乡二元经济结构长期存在所造成的我国老年人医疗卫生资源分配中的横向不公问题，政府除了通过采取调整卫生政策以改变我国医疗卫生资源分布不均的格局这一举措之外，从根本上来讲，这一问题的解决还需要我国逐步消除城乡二元经济结构的问题，加速城乡二元经济结构向一元的转换。为此，我国一是要坚持农村基本经济制度长期不动摇，二是要赋予公民自由迁徙权，三是要促进三次产业协调发展，四是要构建新型城镇体系，五是要统筹

---

① 马妍、樊宏、吉华萍、陆慧、尤华：《后医改时代我国过度医疗行为的多维度审视》，《卫生软科学》2014 年第 3 期。

城乡建设用地，六是要推进城乡基本公共服务均等化。①

　　对于医学高新技术的开发和应用所造成的过度医疗问题，同样也不是医学高新技术本身存在错误，医学高新技术只是一种工具和手段而并不代表任何价值取向，它能否造福于人类取决于人类如何使用技术，而对医学高新技术的正确运用又重在控制和引导，这一点也符合技术控制主义（technological appropriateness）的主张。作为一种新近产生的科技哲学思潮，技术控制主义认为，人类社会终究要向前发展，我们既不可能抛弃技术重归原始的洪荒状态，也不能任凭技术自由发展，唯一可行的就是控制科学技术的应用和发展。从较为宏观的层面来探讨措施的话，通常可以采取技术手段和社会手段来控制医学技术。② 就技术手段而言，它主要指依靠技术的发展或医学技术的进步来解决技术带来的所有问题。虽然医学科技进步确实能解决技术应用中的一些问题，但是诸如过度医疗之类的负面效应却不是技术发展能够最终解决的，而且医学高新技术的运用问题本来就是一个牵涉诸多社会因素的社会问题。因此，在防范过度医疗问题上，我们更多地需要采取社会手段以达到对医学高新技术的控制。在现代社会，这些社会手段可以表现为通过媒体正确宣传医学高新技术、开展旨在提高公众医学素养的健康教育活动、加强医学研究人员和医务人员的人文素养、规范医务人员的行为等途径来达到控制技术应用的目的（下文将对这些途径予以进一步论述）。然而，鉴于科学技术的全面社会化及其在国家发展中的重要地位，现代科技的发展越来越需要政府行为的参与，需要政府来调节和平衡社会的科技力量。③ 因此，我国应充分发挥科技、卫

---

① 李昌明、王彬彬：《中国城乡二元经济结构转换研究》，《经济学动态》2010 年第 10 期。

② 路绪锋：《对医学技术的控制何以可能——兼谈应对医学技术主体化的策略》，《医学与哲学（A）》2014 年第 3 期。

③ 肖峰：《技术发展的社会形成：一种关联中国实践的 SST 研究》，人民出版社 2002 年版，第 232 页。

生相关政府部门对医学高新技术的控制和引导作用。为此，政府一是要对医学技术应用的效用和风险予以预测和评估，二是可以通过采取产业技术政策等行政手段，以及运用财政、税收、金融等手段来支持生命科学技术的发展，积极引导医学技术的发展方向。① 除此之外，政府还应该为医学高新技术的应用制定和完善各种法律法规，为其提供有效的制度保障。

上述针对我国老年健康伦理问题从社会经济层面所提出的措施，大多是立足于长远的根本措施和长期措施，这也意味着这些措施可能很难短期之内见效，需要我们对其有耐心，毕竟无论是促使老年人适应新的社会经济环境，还是改变既有的社会经济环境以利于老年人的发展，这都需要一个循序渐进的过程。

### 二　制度层面应采取的措施

从制度的角度而言，我国老年健康伦理问题的发生源自政府职能的缺位和越位所造成的各种制度弊病和缺陷。因此，欲从制度层面采取相关措施来解决我国老年健康伦理问题，应该在实现政府职能理性归位的基础上对相关制度予以建设和完善。

长期以来，我国政府在社会治理方面存在一些政府职能缺位与越位的现象。就政府的缺位现象而言，造成这一问题的根本原因在于有关部门执政理念落后，没有真正确立起执政为民、服务优先的理念，同时也与"大政府"模式的机制缺陷、各种监督难以真正到位这两大原因分不开。就政府的越位现象而言，造成这一问题的社会历史原因主要有传统体制根深蒂固、人员素质参差不齐以及民主法制不够健全这三大原因。因此，为了实现我国政府职能的理性归位，一是要加快理念更新，引导政府实现社会治理角色的正确定

---

① 路绪锋：《对医学技术的控制何以可能——兼谈应对医学技术主体化的策略》，《医学与哲学（A）》2014 年第 3 期。

位；二是要深化体制创新，保障政府做到有所作为和有所不为；三是要强化依法行政，规范政府谨慎使用"看得见的手"。① 具体到老年健康领域，政府职能的理性归位不仅需要政府部门做"加法"：承担起社会公共服务职能，增强服务能力，提高公共服务水平和公共服务产品质量，为老年健康的实现提供良好的制度环境；同时也需要政府部门做"减法"：减少对医疗市场和医院发展的行政干预，在制定与老年人相关的制度时应该最大限度地尊重老年人的个人意愿。无论是政府部门做"加法"还是做"减法"，都是通过制度的建设和完善来实现的。为了解决老年健康伦理问题，当前我国应该主要做好以下制度建设和完善工作。

对于老年人在医疗卫生资源分配中所遭遇的纵向不公，我国政府部门应该进一步强化其责任，加大对公共卫生事业的投入，尤其要为老年人投入更多的医疗卫生资源，其中包括建立更多的老年医院、促进老年医学研究的发展、在每个综合医院设置老年病科、提升社区医疗中心对老年患者的医疗服务能力，为那些服务于老年病人的医务人员提供系统的老年病学培训课程。除此之外，政府部门还应该根据老年人的特点和需要进一步完善基本医疗保险制度，以减轻老年患者个人所负担的卫生费用比例和维护老年人的健康权益，这些完善措施包括适当提高老年患者医药费用的报销比例、取消城镇职工基本医疗保险中的个人账户、将新农合由家庭参保改为个人参保、为处于贫困线之下的老年人提供医疗救助。② 对于老年人在医疗卫生资源分配中所遭遇的横向不公，我国政府部门需要调整既有的卫生政策，改变以往少数人享有大量卫生资源的格局，从总体上优化我国医疗卫生资源配置，尤其是要加大对农村和中西部

---

① 李德新：《论中国政府社会治理职能的理性归位》，《社科纵横》2014 年第 12 期。

② 刘玮玮、贾洪波：《我国医疗卫生领域中的老年歧视：孝文化变迁视角下的解读》，《内蒙古社会科学（汉文版）》2017 年第 3 期。

地区的医疗卫生投入，提升农村和中西部地区的医疗保障待遇水平，提高农村和中西部地区的卫生资源使用效率。① 另外，为了缓解和消除城乡老年人之间的健康不公平现象，我国应该逐步消除城乡居民两种身份制度和建立城乡统一的户籍管理制度，确保城乡老年人在医疗、收入、养老服务方面享受平等待遇。

对于老年人所遭遇的过度医疗问题，也需要强化政府责任。由于政府对于公立医院的投入不足是造成过度医疗的重要原因，因此我国政府首先应该承担起举办公立医院的责任，让公立医院充分体现其公益性而非成为盈利机构。为此，政府在财政投入上应该给予公立医院以足够的支持，尤其是在医院基本建设与维修、大型设备购置、退休人员的工资、人才培养等方面要加大投入，以缓解医院在经济上的后顾之忧。② 其次，政府应该改进和完善对医院的补偿制度，要逐步建立与完善国家财政补偿为主，市场医疗价格调节为辅，多渠道筹资的补偿机制，为此我国一是要改革财政补贴划拨方法，促进医院向管理要效益，向服务要效益；二是要建立正常的调价制度，实行差价收费；三是要提高技术劳务性服务项目收费价格，降低部分大型医疗设备收费价格。③ 另外，我国应该全面、深入地推行医药分开和医保支付制度改革，逐步取消按医疗服务项目付费制度和药品加成政策，建立起按疾病相关组诊断付费以及按单病种付费的支付制度，消除按项目付费诱导需求的弊端。与此同时，我国还应该完善监管体系和医疗服务体系，减少政府对医院的行政干预，实现行业组织自律。考虑到医疗行为的高风险性和医患矛盾的激化趋势，我国不妨借鉴国外的做法，建立一种定性为政策

---

① 陈泰昌：《中国城乡老年人失能状况与照护需求》，载党俊武《中国城乡老年人生活状况调查报告（2018）》，社会科学文献出版社 2018 年版，第 162—163 页。

② 廖新波：《过度医疗的伦理分析》，《临床误诊误治》2015 年第 1 期。

③ 李俭峰、冯豫红：《略论政府在公民医疗卫生保障中的责任》，《江西社会科学》2006 年第 11 期。

性保险的医疗责任保险制度，这一制度能够有效帮助医生免除风险忧虑，减少其防御性医疗行为，从而有助于解决过度医疗问题。

对于失能老人长期照料中所面临的制度不公，应该主要从这三个方面着手解决：第一，我国公共政策制定者应该改变认为照料老年人是家庭私事的成见，认识到随着我国老龄化趋势的加剧，失能老年人的照料问题直接关系到整个社会的发展，失能老人照料责任公共化是现代化社会发展的必然趋势和老年型社会发展的需要。因此，国家应该对此承担起相应的责任，在公共政策和相关制度的设计安排上充分体现出对家庭照料贡献的承认，对于经济困难的失能老人家庭以及照料机构，政府可以适当为其提供照料补助和服务补贴；对于用人单位，政府鼓励其针对需要照料家人的员工推行弹性工作制、设置灵活的家庭责任假期制或提供有偿或无偿的照料失能老人的假期。第二，我国政府在制定制度和政策时应该采纳旨在促进男女两性平等、和谐发展的社会性别观念，在充分肯定和承认女性照顾劳动价值的同时，还应该鼓励男女两性共同承担照料老人的家庭责任，将女性从繁重的照料劳动中解放出来，给予男女两性充分的选择自由。第三，我国政府应该完善长期护理保险制度，这是一种旨在解决老年人护理需求的制度。如果说以往与失能老年人相关的制度存在"残疾""盲视"的话，那么长期护理保险制度恰恰是建立在正视失能老年人实际情况的基础之上。因此，很多步入老年型社会的发达国家都实施了这一制度，其中德国于1995年实施了这一制度，日本亦在2000年予以实行。直到2016年6月，我国的人力资源和社会保障部才发布《关于开展长期护理保险制度试点的指导意见》，并且只选择了15个城市和两个重点联系省份进行试点，① 很多失能老年人无法享受这一保险。因此，我国一方面应该

---

① 朱艳霞：《探索中的长期护理保险》，《中国保险报》2018年1月3日第7版。

面向全国大力推广和普及长期护理保险制度，使其惠及所有失能老年人；另一方面应该不断完善长期护理保险制度，根据目前该制度的试点情况来看，其参保筹资、待遇保障、管理服务等方面都有待完善。

对于老年人社会适应中的边缘化以及自主权难以得到保障的问题，在制度层面上应主要做好这三项工作：首先，我国政府需要进一步完善《中华人民共和国老年人权益保障法》（以下简称为《老年人权益保障法》）。《老年人权益保障法》不仅有助于缓解老年歧视和保护老年人的权益，而且有助于弘扬新型孝道和建设新型孝文化（后文将论及）。虽然我国《老年人权益保障法》在 2012 年 12 月经过修订之后出现了子女应该"常回家看看"、老年人需要监护人、老年人实行同等优待这三大亮点，[①] 但是该法还是存在制度规定有些笼统且缺乏操作性等缺点。例如，该法增设的第 26 条虽然规定了老年人监护制度，但是程序问题规定不足且缺少监护监督机制。为了确保被监护的老年人自主权以及其他权益不受到侵害，最高人民法院在适当时候应该对此做出司法解释，规定包括监护监督人（被监护人本人选择的监督监护人的监护行为的人）和监护监督机关（负责对监护人的监护活动进行监督的机关）这两部分内容在内的老年监护监督制度，将来在"民法总则"中作出全面规定。[②] 再如，虽然修订后的《老年人权益保障法》第 18 条规定家庭成员应当关注老年人的精神需求以及不得忽视和冷落老年人，但是这一规定缺乏操作性，我国政府应当细化其中的法律责任，附加具体的实施细则。另外，对于《老年人权益保障法》新增的包括老年人社会服务、社会优待、社会参与、宜居环境建设等在内的重要内容，

---

① 徐隽：《新的老年人权益保障法 7 月 1 日起施行》，《实践》（党的教育版）2013 年第 8 期。

② 杨立新：《我国老年监护制度的立法突破及相关问题》，《法学研究》2013 年第 2 期。

我国政府需要在法律政策层面上对于这些问题的配套政策如何系统化和具体实施予以及时有力的回应。① 总而言之，对于《老年人权益保障法》，我国还需进一步加强地方配套法律法规和政策的制定，使得其具备操作性，并做好普法工作，让《老年人权益保障法》能够真正地发挥其作用。其次，为了让老年人发挥余热，通过再就业使其更好地具备社会适应性，我国还应该推行和完善延迟退休政策。早在 2008 年，我国人力资源和社会保障部社会保障研究所就对外宣布，国家有关部门正在考虑通过一种渐进式方式来逐步延长职工退休年龄。2013 年，党的十八届三中全会通过的《中共中央关于全面深化改革若干重大问题的决定》明确提出，要研究制定渐进式延迟退休年龄政策。该政策经过 2015 年初步制定和 2016 年听取各方意见予以修改之后，本打算在 2017 年落实，但考虑到社会大众的心理预期，最终将在 2022 年正式落实。虽然延迟退休政策的实施面临一些争议和困境，但是上海自 2010 年开始实施的柔性延迟办理申领基本养老金的做法有力地证明了只要注意施行方式，这一政策在我国还是具有可行性。最后，为了更好地推进延迟退休政策，我国在制度层面上还需进一步加强立法工作和完善社会保障体系。② 需要指出的是，完善社会保障体系不仅事关老年人延迟退休问题，它还直接关系到老年人贫困问题及其经济地位问题。为了缓解老年人贫困问题和改进我国老年人的社会经济地位，当前我国一是要健全医疗保险制度，解决老年人看病难的问题；二是要完善养老保险制度，进一步提高基本养老保险参保率，建立基本养老金合理调整机制，适当提高老年人尤其是农村老年人的基本养老金待遇，加强对现有资金管理体系的建设，在实现保障资金多元化投资

---

① 李超：《完善法律政策体系 保障老年人合法权益》，《中国社会工作》2013 年第 23 期。

② 黄莎、陈田甜：《延迟退休制度的散射效应与路径选择》，《河南社会科学》2018 年第 4 期。

的同时保障现有资金的安全和收益；三是要完善与老年人相关的各种补贴制度，为那些年龄偏高、经济困难和无生活自理能力的老年人及其家庭提供适当的经济支持，以防范更多的老人陷入贫困。

综上所述，我国老年健康伦理问题涉及众多制度，在此只能论述当前我国急需完善和建设的相关制度，而无法穷尽所有相关制度完善问题的论述。需要强调的是，无论我们在制度层面采取何种措施，一定要建立在政府正确履行其职能的前提之下，而且所有的制度安排和设计应该合乎对老年人公正、有利、关怀和尊重的道德原则。正如习近平总书记所言："对人民内部矛盾，要善于运用法治、民主、协商的办法进行处理。"① 只要把握这一大方向，在制度层面所采取的任何具体措施都将可行且有效。

### 三　文化层面应采取的措施

从社会文化的角度而言，我国老年健康伦理问题的发生源于孝文化的嬗变、家本位文化的作用以及近现代医学文化这三大因素的影响。这些文化因素中有的因素可以做出调整和转变，有的因素则根深蒂固，很难在短期之内对其加以改变，因此我们需要对其加以区别对待，对于难以更改的文化因素可以采取其他措施弥补不足。

就孝文化的嬗变而言，为了消除老年歧视，确保老年人获得公正待遇和相关利益并得到人们的尊重和关怀，我们应该在扬弃传统孝文化的基础之上建构出一种以家庭情感为纽带、以尊老为基本规范、强调代际公正为主要内容的新型孝文化。以家庭情感为纽带和以尊老为基本规范是对我国传统孝文化精髓的吸取与发扬。老年人的身心健康既需要获得物质上的保障，同时也需要得到情感上的满足。精神赡养一直就是家庭养老的重要组成部分，它甚至比物质赡

---

① 中共中央宣传部主编：《习近平新时代中国特色社会主义思想三十讲》，学习出版社2018年版，第237页。

养更能体现出孝道的本质和内涵。《论语·为政》曾言："子游问孝。子曰：'今之孝者，是谓能养。至于犬马，皆能有养；不敬，何以别乎？'"在我国人民物质生活水平普遍提高的现代社会，老年人对儿女的物质回报要求逐步降低，渴望与子代进行亲情交流的愿望日益强烈，当代子女回馈父母的主要方式应是陪伴和交流，因此以家庭情感为纽带应该成为新型孝文化的重要内涵之一。我国于2013 年新修订的《中华人民共和国老年人权益保障法》就规定，家庭成员应当关心家里老人的精神需求而不得忽视和冷落老人。新型孝文化还应该继承和发扬我国的尊老传统，以尊老为基本规范。只不过现代社会的尊老观念并不是像封建社会那般片面地强调对老年人意志的绝对遵从，现代社会的尊老观念应建立在代际相互尊重的基础之上，强调对老年人人格权和自主权等权利的尊重。如果人们对老年人予以爱戴和尊重，老年歧视自然就会逐步消除，老年人的地位和权益也就有了保障。除了这两点之外，强调代际公正也是新型孝文化内容中不可或缺的一部分，这是针对我国时代发展的特点提出的新诉求。较之于封建社会，当前我国的代际关系矫枉过正：如果说封建社会更多地强调子代对亲代的义务的话，那么今天的代际关系就走向另一种失衡。正如我国学者杨善华所指出的：当今我国责任伦理（也就是养老文化）的特征是老年人只强调自己对后代的责任和义务而对子代不计回报地付出，尽可能自己解决养老问题而对子女在养老方面尽"孝"不到位持宽容态度。① 这种代际失衡的实质就是代际不公。为了让老年人得到其应有的待遇，在构建新型孝文化的时候我们应该强调代际公正。代际公正的内涵由代际平等、代际补偿、代际互惠这三大基本理念共同构成，其中代际平等是代际公正的伦理底线，它意味着老年人在人格尊严和权利方

---

① 杨善华：《老年社会学》，北京大学出版社 2018 年版，第 62 页。

面（尤其是社会政治参与权与经济利益分享权）应该享有与其他年龄群体同等的待遇；代际补偿是实现代际公正的利益调节机制，它意味着通过国民收入的代际再分配给老年人进行收入补偿，这是对老年人所做社会贡献的承认与回报；代际互惠是代际公正的价值目标，它意味着老年人与其他年龄群体应该互助、互利和互赢。①

就家本位文化的作用而言，如前所述，这一文化虽然历经社会变迁却难以撼动，直至今日它依然对于我国人民有着广泛而深刻的影响。因此，对于家本位文化，虽然我们很难重建另一种文化来代替它，但是也不能对它引发的老年健康伦理问题视而不见。对于家本位文化造成的政府在失能老年人长期照料领域中的缺位这一问题，我国应该逐步改变公共政策制定者的观念，让他们抛弃将照料视为家庭私事的成见，认识到在我国老龄化日益严重的背景下，失能老年人的长期照料问题直接影响社会的发展，照料失能老人不仅是失能老年人家庭所应承担的义务，同时也是国家和政府的责任，失能老人照料责任公共化是大势所趋。对于家本位文化导致失能老人长期照料中的性别不公，我国应该逐步消除"男主外女主内"传统性别观念的影响，构建和宣扬一种既强调男女平等又尊重男女差异的新型性别文化，尤其是政策制定者应该具备社会性别视角。作为一种发端于西方的理论，社会性别视角是指政府要增强社会性别意识，自觉主动地将其纳入社会发展和决策的主流，使女性和男性能平等受益，促进性别平等。② 目前这一理论被国际社会公认为实现性别平等的策略和手段，我们应该对其大力宣传和推广。对于家本位文化造成的家庭决策模式，我们虽然很难改变这一模式，但是在事关老年人切身利益的时候，相关主体应尽可能创造条件让老人

---

① 刘喜珍：《论代际公正的基本理念——以老年伦理关怀为视角》，《湖南社会科学》2010年第1期。

② 王婷：《社会性别视角的嵌入：促进性别平等的完善进路》，《湖北大学学报》2016年第1期。

行使自主权。例如，在医疗领域中，为了防止家庭主义决策方式的滥用，保护其道德的完整性和认识到自身的医疗局限性，医疗机构和医生应该明确这一规则：如果家庭所做的决定与医生对于病人最佳医疗利益的专业性判断非常不一致时，医生必须与患者本人直接交流。①

就近现代医学文化的影响而言，为了消除生物医学模式对医疗的不良影响，我们应该逐步促进生物医学模式向生物—心理—社会医学模式的转变。虽然生物医学极大地推动了医学科学的发展，并取得了辉煌的成就，但是这一医学模式过于重视生物医学在疾病产生和发展的作用而忽略了患者的社会因素、心理因素在其中的作用。生物医学模式的这一缺陷是内在的，它从根本上偏离了"人"这一医学对象的完整性。② 随着人类疾病谱和死因谱的变化，传染病、寄生虫病、营养缺乏病已经不再是威胁人类生命的主要疾病，取而代之的是心血管疾病、恶性肿瘤和脑血管疾病等与心理性因素和社会性因素密切相关的慢性疾病，人们越来越意识到需要从生物、心理、社会各个角度综合考察人类健康和疾病，于是在1977年美国罗彻斯特大学医学院精神病学和内科教授恩格尔（G. L. Engel）提出了新的医学模式——"生物—心理—社会医学模式"，这一模式要求医生认识到人是生物属性、心理属性、社会属性的有机统一体，它有力地证明了医学是科学和人文的完美统一。③ 在老年健康领域中推行生物—心理—社会医学模式，不仅有助于医生在诊疗的时候综合考察老年患者的情况而非简单地诉诸医疗设备和药物，从而减少过度医疗问题的产生，而且有助于

---

① 范瑞平：《当代儒家生命伦理学》，北京大学出版社2011年版，第12—13页。

② 彭瑞骢、常青、阮芳赋：《从生物医学模式到生物心理社会医学模式》，《自然辩证法通讯》1982年第2期。

③ 张金钟、王晓燕主编：《医学伦理学》（第3版），北京大学医学出版社2013年版，第7页。

老年患者充分行使自主权，从而减少医疗家长主义现象的产生。为了消除"科技万能论"对医学的不良影响，我们不能简单地否定科学的作用，而是要学会理性地看待科学的本质及其作用。正如美国科学史家萨顿（George Sarton）所言："没有同人文科学对立的自然科学，科学或知识的每一个分支一旦形成都既是自然的也同样是人的。"① 他认为，科学既不是其自身的目的，也并非满足人类自然欲望的工具，更不是达到以科技为目标的方法，科学应当与合乎人性的价值体系以及行为原理相配合。因此，为了正确发挥科技的作用，我们应该将科学文化与人文文化紧密结合起来，用人文文化对科学文化加以补充与调节。②

　　上述针对导致老年健康伦理问题产生的三个社会文化原因所采取的主要措施，要通过道德教育、媒体宣传和相关制度建设这三种手段加以实现。由于上文已经论及相关制度建设，此处着重论述道德教育和媒体宣传。道德教育既是支持孝道的有效手段，也是促进医学模式转变的有效手段。就道德教育对于孝道的作用而言，国外学者 Cheung 和 Kwan 的研究表明，加强教育有助于缓解现代化对现代人践行孝道的负面影响。③ 当前年轻一代尤其是儿童应该多加接受我国新型孝文化教育，这有助于培养他们尊重老人和关怀老人的道德品格。对此，学校和家庭都应该肩负起教育重任，这两大教育主体不仅要求孩子掌握和了解新型孝道规范，更重要的是让孩子们践行孝道规范。为了让孩子们了解孝道规范，新型孝文化应该成为学校教育和家庭教育的重要内容。例如，学校和家庭可以开展各种活动，将每个周末以及爷爷奶奶、爸爸妈妈的生日设为"孝道日"

---

① ［美］乔治·萨顿：《科学史和新人文主义》，陈恒六、刘兵等译，华夏出版社 1989 年版，第 49 页。

② 陈其荣：《科学主义：合理性与局限性及其超越》，《山东社会科学》2005 年第 1 期。

③ Chau-kiu Cheung & Alex Yui-huen Kwan, "The Erosion of Filial Piety by Modernization in Chinese Cities", *Ageing and Society*, Vol. 29, No. 2, January 2009, pp. 179 – 198.

等活动，设置荣誉称号奖励那些孝敬老人和父母的孩子，等等。一旦孩子们学会尊重自己的父母及祖父母，他们也就会逐渐懂得尊敬和关怀所有老人。就道德教育对于医学模式转变的作用而言，由于医学模式与医学道德进步之间存在相互作用：一方面，医学模式转变有着深刻的道德内涵，可以促进医学道德建设；另一方面，道德进步对医学模式转变也有促进作用，医学模式的转变要求道德进步来保障，需要道德建设来支持。① 道德教育又是道德进步和道德建设中必不可少的环节，通过道德教育我们可以帮助医务人员正确认识人的整体统一性，培养对患者的道德责任感，不断提高自身的道德素质，学会尊重患者和理解患者，从而实现思维方式从生物医学模式向生物—心理—社会医学模式的转变。包括报纸、杂志、电视和网络等在内的媒介也是构建新型孝文化、宣传社会性别视角、理性认识科学技术的重要载体。针对当前我国形势，媒体一是要通过传达新型孝文化的理念、宣扬现代孝道典范、肯定老年人的贡献与价值、营造尊敬老人的良好氛围来促进新型孝文化的构建和普及；二是在自己具备社会性别视角的基础上，面向广大公众倡导两性平等思想，批判性别歧视现象，宣传社会性别意识，肯定女性对家庭和社会的贡献；三是引导公众建立对疾病和医疗高新技术的理性认识，普及人文知识，通过科学传播帮助公众树立正确的科学观。在此需要强调的一点是，无论是道德教育还是媒体宣传，这两者都需要长期坚持方能见效。

### 四　心理层面应采取的措施

从社会心理的角度而言，我国老年健康伦理问题的产生是由人们对老年人的刻板印象、医生对老年患者与职业风险的认知偏差、

---

① 张金钟、王晓燕主编：《医学伦理学》（第3版），北京大学医学出版社2013年版，第7页。

老年患者及其家人对医学的认知误区等认知因素以及人们对老年人的偏见与排斥、医生的情绪反应与自保态度、老年患者的消极情绪等认知、情感与态度因素造成的。针对这些社会心理因素，本着对老年人公正、有利、关怀和尊重的基本原则，我们可以分别采取以下具体措施。

人们对老年人的刻板印象、偏见与排斥等社会心理因素是造成老年歧视的社会心理根源，我们应该对其加以干预，干预方法主要包括了解老化知识信息、与老年人直接接触、讨论老龄化问题等。[1] 美国学者 Palmore 在研究中发现，随着人们得到的关于老化的真实信息越多，那些基于更老的假设的成见将逐渐消失。[2] Palmore 还发现，导致某些医学人士对老年人持有成见的重要原因之一在于其很少接受关于正常老化过程的教育。[3] 相关研究表明，当今我国年轻一代歧视老化和老年人的主要原因在于缺乏老年医学教育以及与老年人交流不足。[4] 因此，为了帮助人们正确认识和对待老年人以消除老年歧视，学校、社区和大众传媒等主体应该对人们尤其是年轻人进行关于老年人的价值和老化的益处等教育，宣传老化知识信息，正确塑造老年人的形象，让人们认识到其实大多数老年人身体健康、能力正常。与此同时，为了让年轻一代更好地了解老年人并形成对老年人的积极态度，家庭和社区应该提供和创造条件以加强代际交流与沟通。关于代际交流问题，在此需要指出的一点是，多项研究表明，老年人与年轻人的接触以及接触的频率并不能提高对

---

[1] 姜兆萍、周宗奎：《老年歧视的特点、机制与干预》，《心理科学进展》2012 年第 10 期。

[2] Palmore, Erdman, "Individual Sources of Ageism", *Encyclopedia of Ageism*, 2005, p. 188.

[3] Palmore, Erdman, "Geriatrics Individual Sources of Ageism", *Encyclopedia of Ageism*, 2005, p. 161.

[4] Baozhen Luo, Kui Zhou, Eun Jung Jin, Alisha Newman and Jiayin Liang, "Ageism among College Students: A Comparative Study between U. S. and China", *Journal of Cross-Cultural Gerontology*, Vol. 28, No. 1, 2013, pp. 49 – 63.

老年人的积极态度，双方接触的质量才是决定因素。① 因此，我们应该倡导高质量的代际交流。所谓高质量的代际交流是指在自然情景下，代际自愿、平等地交流，这是一种相互合作、相互学习、相互依赖、亲密的代际接触。欧美很多国家开展的让不同年龄阶段的人们一起工作和学习的"代际学习"计划，就是高质量的代际交流方式之一。② 除此之外，让年轻一代对老龄化问题予以讨论和研究也是干预老年歧视的重要方法之一。Henkel 的研究发现，在研究老龄化问题时，年轻一代通过与老年人接触，可以获取第一手的关于老年人和老化的真实资料和信息，这里面固然有老年人的消极特征，但其中更多的是老年人不为人们熟知的积极特征，如老年人在认知和情绪方面的"积极效应"及其丰富多彩的生活，老年人的自立、睿智、豁达等品质。③ 这样一来，年轻一代不但能够重新认识老年人，消除对老年人的偏见，懂得尊重和关心老年人，而且能够正确对待自己将来的老化问题，通过选择健康的生活方式让自己在未来从容、成功地老去。

针对医生在医疗决策方面对老年人所存在的认知偏差，要使医生摒弃父权式医患关系模式，就应该使医生深刻理解和接受知情同意。知情同意有两个重要的哲学意义：一是"同意"，这是知情同意的核心哲学，意味着对患者或其委托人的尊重，它要求医生不仅要行善，还要以最公平、最正确的方式考虑患者的选择权和优先权，而要做到后者，医生首先要考虑的是尊重病人的权益；二是"选择"，它强调了患者的主动参与权，患者可以自由地在各种选项

① Bousfield Catherine & Hutchison Paul, "Contact, Anxiety, and Young People's Attitudes and Behavioral Intentions Towards the Elderly", *Educational Gerontology*, Vol. 36, No. 6, 2010, pp. 451 – 466. Lisa K. Schwartz & Joseph P. Simmons, "Contact Quality and Attitudes toward the Elderly", *Educational Gerontology*, Vol. 27, No. 2, 2001, pp. 127 – 137.

② 姜兆萍、周宗奎：《老年歧视的特点、机制与干预》，《心理科学进展》2012 年第 10 期。

③ Henkel, L. A., "Increasing Student Involvement in Cognitive Aging Research", *Educational Gerontology*, Vol. 32, No. 7, August 2006, pp. 505 – 516.

中做出选择，这种选择既要求提供选择项的医生及其他人具备高度责任感以保证选择项的信度和效度，也要求患者承担起主动选择的责任。① 要使医生能够深刻理解知情同意并对其予以全面接受，又涉及医学模式的转变问题。医生只有从原有的生物医学模式转变到生物—心理—社会医学模式，才会摒弃父权式医患关系模式，转而追求强调知情同意的"共同参与型"诊疗模式，而医学模式的转变问题在上文中我们业已论述，此处不再赘述。

针对医生对职业风险的认知偏差及其自保态度，为了缓解医生的紧张心理和焦虑心理，为其创造良好的工作环境，政府、医院、媒体、患者都应该肩负起相应的责任。政府应该从法律和医疗体制方面努力，通过完善相关制度为医生执业打造良好环境。医院应该进一步加强医院管理，制定合理的考核和晋升制度，为医生营造安全、公正的工作环境。这里重在论述媒体的责任，因为患者对于医生的认知和态度很大一部分源自媒体的引导。就医患关系而言，媒体在其中承担着做好信息媒介、推动医患沟通的社会责任。然而，我国不少媒体往往忽视了自己的社会责任，片面追求新闻价值、收视率和点击率，有些媒体为了吸人眼球而不惜违背真实、客观、公正等职业道德，缺乏对生命的尊重，缺乏起码的医学知识。② 如果媒体记者在报道医患纠纷时听凭想当然和情绪化的支配，势必会曲解事实甚至颠倒黑白，使得不明真相的患者对医生产生误会和不满，导致医患关系日益紧张。因此，为了让医生缓解焦虑心理而减少防御性医疗行为，媒体应该本着对公众负责、对社会负责的精神，做好医患之间的信息沟通工作，促进医患关系和谐。如果媒体能够正确引导公众，患者及其家属也就能够正确认识医生的工作和

---

① 陈树林、李凌江：《知情同意中病人自主权和传统医疗父权的冲突》，《医学与哲学（A）》2003 年第 6 期。

② 陆涛：《当前中国医患关系紧张的心理成因分析及其应对策略》，《基础医学与临床》2017 年第 3 期。

理解医生的感受，从而实现理性就医和文明就医。

针对老年患者及其家人对医学的认识误区，首先需要大力整治媒体对民众的误导行为。当前我国一些媒体在利益的驱使之下，不负责任地发布各种言过其实的医疗广告，在这些广告的大肆宣传之下，缺乏医学知识的广大民众很容易受其诱导，错误地认为医学能治百病，对高新医学技术产生盲目崇拜，从而助长了过度医疗问题的产生。[①] 因此，我们需要正本清源，加强对媒体的监管，规范媒体广告宣传，杜绝不实医疗广告的散布。在这一问题上，可以效仿国外的做法，严禁公共媒体发布医疗广告，禁止开设误导患者的养生栏目。[②] 为了帮助老年患者及其家人正确认识医学，更为重要的措施则是应该对其加强健康教育。健康教育是帮助老年人掌握正确的医药知识的有效途径。以老年人用药问题为例，有关调查研究曾对 146 名社区老年人开展用药知识健康教育，发现其用药知识掌握良好率达到 38.4%。[③] 因此，我们应该面向全民尤其是老年人开展健康知识教育和健康道德教育，以此提升老年人的医学素养和健康素养，帮助老年人正确认识医学知识和树立科学的健康观念，同时也让老年人意识到每一个人都有责任保持自身健康。在健康教育这一问题上，社区起着很重要的作用。多项研究表明，社区老年人健康教育活动是预防老年人不合理用药的重要措施。[④] 社区可以通过采用墙报、电视录像、宣传手册、医疗书籍、杂志、专家讲座等多种形式，以通俗易懂的方式面向老年人及其家属宣传和普及医药知识。

针对老年患者因为消极情绪而影响其自主能力的行使，老年患

---

① 王德国：《过度医疗的原因探析》，《中国农村卫生事业管理》2016 年第 1 期。

② 廖新波：《过度医疗的伦理学分析》，《临床误诊误治》2015 年第 1 期。

③ 荣梅：《健康教育对社区老年人安全服药的影响》，《护理管理杂志》2005 年第 11 期。

④ 万秀芹：《社区护理与老年人合理用药》，《齐鲁护理杂志》2002 年第 10 期；高仲阳：《老年人患病特点及用药安全》，《天津医药》2001 年第 6 期。

者的家属以及相关医务人员应该积极关怀老年患者，提供心理抚慰和社会支持，帮助其摆脱不良情绪，使其尽可能行使自主权。然而，如果老年患者是晚期的绝症病人，当其囿于消极情绪而难以做出理性决定的话，我国可以学习欧美国家的做法，让老年患者采取预先医疗指示的做法。所谓预先医疗指示（advance health care directive）是指一种合法的文件，在文件中当事人预先指定为了其健康应该采取的行动，如果他们由于疾病或残疾而不再能够为自己做出决定的话。① 预先医疗指示分为代理型指示和指令型指示两大类型，其中前者是指患者可事先指定一人，当患者将来丧失决定能力时，该人将会代表患者意志而行使对医疗干预的同意权；后者是指患者直接就将来可接受和不可接受的治疗措施和方案做出意思表示，这又可分为消极指示和积极指示，消极指示指患者事先拒绝某种医疗干预，积极指示指患者事先同意或要求特定的治疗干预。② 预先医疗指示是患者有效行使自主权或知情同意权的一种途径。随着我国老龄化趋势的加剧，人们对这一做法的呼声越来越高。我国应该在借鉴欧美国家的做法以及结合我国具体实际情况的基础上，逐步将预先医疗指示纳入到法律制度，使其具备合法地位。

总而言之，我国老年健康伦理问题的解决是一项宏大的社会系统工程，它涉及社会经济、制度、文化和心理等多种因素，需要综合采用多种措施并依靠社会各界齐心协力方能解决。正是因为涉及因素太多，解决我国老年健康伦理问题的措施并非本书所能穷尽，虽然本书试图从多个角度提出解决措施，但是难免挂一漏万。另外，由于我国老年健康伦理问题的形成可谓"冰冻三尺非一日之寒"，因此要解决这些问题亦非一朝一夕能够完成。然而，只要整

---

① Wikipedia（The Free Encyclopedia），https：//en. wikipedia. org/wiki/Advance _ healthcare _ directive，2020 年 8 月 12 日。

② 祝彬：《知情同意权视角下的预先医疗指示制度》，《中国卫生视野管理》2012 年第 12 期。

个社会能够认识到老年健康对于老年人自身以及社会发展的重要性，在老年健康领域大力推行和遵循惠及老年人的正义安排、有利老人、关怀老人和尊重老人的道德原则，积极采取各种措施，相信我国老年健康伦理问题将逐步缓解并最终得以根除。事实上，党的十八大以来，以习近平同志为核心的党中央坚持以人民为中心，坚持共建共治共享，把增进民生福祉作为发展的根本目的，着眼于在发展中补齐民生短板，在病有所医、老有所养、弱有所扶上已经取得一系列开创性成就。尤其是在"十三五"期间，我国坚持关注生命全周期、健康全过程，让人民享有公平可及、系统连续的健康服务，健康中国建设取得重大进展。① 因此，我们更有信心看到我国"积极老龄化"战略目标的实现。

---

① 王道勇：《"十三五"以来我国民生事业的历史性进展与创造性经验》，《光明日报》2020年10月16日第12版。

# 主要参考文献

## 一　中文文献

### 经典著作

《邓小平文选》第 2 卷，人民出版社 1993 年版。

《马克思恩格斯全集》第 23 卷，人民出版社 1972 年版。

### 中文著作

常文虎主编：《医疗服务支付方式的选择与管理》，人民卫生出版社 2011 年版。

陈伟、李增宁、陈裕明编著：《中国中老年健康状况蓝皮书》，中国劳动社会保障出版社 2017 年版。

陈元方、邱仁宗：《生物医学研究伦理学》，中国协和医科大学出版社 2003 年版。

程继隆主编：《社会学大辞典》，中国人事出版社 1995 年版。

党俊武主编：《中国城乡老年人生活状况调查报告（2018）》，社会科学文献出版社 2018 年版。

范瑞平：《当代儒家生命伦理学》，北京大学出版社 2011 年版。

冯友兰：《三松堂全集》，河南人民出版社 1986 年版。

国家卫生和计划生育委员会编：《中国卫生和计划生育统计年鉴 2017》，中国协和医科大学出版社 2017 年版。

国家卫生计生委统计信息中心编著:《2013 第五次国家卫生服务调查分析报告》,中国协和医科大学出版社 2015 年版。

侯连元、李恩昌:《健康道德》,科学技术文献出版社 1991 年版。

焦开山:《老年人的健康状况与社会经济因素》,世界图书出版广东有限公司 2014 年版。

李恩昌、郭继志、张杲主编:《科学健康观与健康型社会》,人民军医出版社 2011 年版。

刘喜珍:《老龄伦理研究》,中国社会科学出版社 2009 年版。

卢风、肖巍主编:《应用伦理学概论》,中国人民大学出版社 2008 年版。

倪愫襄:《制度伦理研究》,人民出版社 2008 年版。

丘祥兴主编:《医学伦理学》,人民卫生出版社 1999 年版。

全国老龄工作委员会办公室、中国老龄协会编:《第二次老龄问题世界大会暨亚太地区后续行动会议文件选编》,华龄出版社 2003 年版。

史军:《权利与善:公共健康的伦理研究》,中国社会科学出版社 2010 年版。

陶功定主编:《医学心理学》,河北人民出版社 2007 年版。

佟新:《人口社会学》,北京大学出版社 2006 年版。

王海明:《新伦理学》,商务印书馆 2001 年版。

王俊:《老年人健康的跨学科研究——从自然科学到社会科学》,北京大学出版社 2011 年版。

邬沧萍:《社会老年学》,中国人民大学出版社 1999 年版。

伍棠棣等主编:《心理学》,人民教育出版社 1980 年版。

肖峰:《技术发展的社会形成:一种关联中国实践的 SST 研究》,人民出版社 2002 年版。

肖巍:《女性主义关怀伦理学》,北京出版社 1998 年版。

肖巍：《女性主义伦理学》，四川人民出版社 2000 年版。

杨立新：《亲属法专论》，高等教育出版社 2005 年版。

杨善华：《老年社会学》，北京大学出版社 2018 年版。

喻文德：《公共健康伦理研究》，湖南大学出版社 2015 年版。

昝加禄、昝旺编著：《医学文化学》，人民卫生出版社 2011 年版。

翟晓梅、邱仁宗主编：《生命伦理学导论》，清华大学出版社 2005
年版。

张金钟、王晓燕主编：《医学伦理学》（第 3 版），北京大学医学出
版社 2013 年版。

张恺悌、郭平主编：《中国人口老龄化与老年人状况蓝皮书》，中国
社会出版社 2009 年版。

张恺悌、郭平主编：《中国人口老龄化与老年人状况蓝皮书》，中国
社会出版社 2010 年版。

中共中央宣传部主编：《习近平新时代特色社会主义思想三十讲》，
学习出版社 2018 年版。

周辅成：《西方伦理学名著选辑》（上卷），商务印书馆 1964 年版。

周丽苹：《老年人口健康评价与指标体系研究》，红旗出版社 2003
年版。


中文论文

陈爱珠、方青枝：《老年患者的特点及相处技巧》，《中国现代药物
应用》2010 年第 15 期。

陈勃：《量与质互渗：从社会适应视角解析老年人口问题》，《西北
人口》2008 年第 5 期。

陈勃：《人口老龄化背景下城市老年人的社会适应问题研究》，《社
会科学》2008 年第 6 期。

陈立新、姚远：《老年人心理健康影响因素的调查研究——从人格

特征与应对方式二因素分析》，《市场与人口分析》2006 年第
2 期。

陈培培、张银萍、苟文丽：《老年人自我概念与自我护理能力的伦
理关系》，《中国医学伦理学》1997 年第 5 期。

陈佩璋：《对老年的社会偏见或成见》，《中国社会医学》1987 年第
2 期。

陈其荣：《科学主义：合理性与局限性及其超越》，《山东社会科
学》2005 年第 1 期。

陈树林、李凌江：《知情同意中病人自主权和传统医疗父权的冲
突》，《医学与哲学（A）》2003 年第 6 期。

陈徐升：《试论现代医学模式下的健康道德》，《中华医院管理杂
志》1997 年第 3 期。

陈元伦：《一个亟待确立的新概念——健康道德》，《中国社会医
学》1987 年第 5 期。

陈元伦：《从健康道德到健康工程与健康伦理学》，《中国社会医
学》1990 年第 4 期。

成红磊：《社会参与对老年人生活满意度的影响》，《老龄科学研
究》2016 年第 5 期。

楚丽霞：《关怀伦理的心理特征及应用价值》，《道德与文明》2006
年第 3 期。

丁华：《老年人社会支持网络——基于 2010 年"中国家庭追踪调
查"数据》，《中国老年学杂志》2015 年第 2 期。

丁怡：《失能老人照顾责任公共化与长期照顾制度的建立》，《统计
与决策》2012 年第 6 期。

董福麟：《"老年歧视"的社会心理探析》，《社会科学》1987 年第
5 期。

董晓媛：《照顾提供、性别平等与公共政策——女性主义经济学的

视角》，《人口与发展》2009 年第 6 期。

杜鹏：《中国老年人口健康状况分析》，《人口与经济》2013 年第
6 期。

杜鹏、孙鹃娟、张文娟、王雪辉：《中国老年人的养老需求及家庭
和社会养老资源现状——基于 2014 年中国老年社会追踪调查
的分析》，《人口研究》2016 年第 6 期。

杜鹏：《中国老年公平问题：现状、成因与对策》，《中国人民大学
学报》2017 年第 2 期。

高炳奎：《关于情感与态度的关系问题的探讨》，《心理学探新》
1987 年第 3 期。

高巍、陈洪、王玉：《关于老年康复医学的服务需求与伦理思考》，
《中国医学伦理学》1999 年第 5 期。

高晓娜、陈迎春、储召群、张丽晶：《新农合老年人住院服务过度
需求特征及原因分析》，《中华医院管理杂志》2015 年第 4 期。

高仲阳：《老年人患病特点及用药安全》，《天津医药》2001 年第
6 期。

葛洪刚、兰迎春、王书福、王学春：《医学高新技术应用的社会效
应与伦理原则》，《中国医学伦理学》2005 年第 5 期。

郭福玲、尹学东：《过度医疗原因解析》，《医学与哲学（B）》2017
年第 6 期。

郭晓龙、白波、邓虎：《社区老年慢性病自我管理需求调查与分
析》，《中医临床研究》2014 年第 33 期。

郝文君、李伦：《临床生命伦理视域中的自主》，《伦理学研究》
2011 年第 1 期。

贺寨平：《社会经济地位、社会支持网与农村老年人身心状况》，
《中国社会科学》2002 年第 3 期。

侯剑平、邱长溶：《健康公平理论研究综述》，《经济学动态》2006

年第 7 期。

胡翠兰、李勇军：《老年人的合理用药与用药原则浅析》，《实用中医内科杂志》2008 年第 6 期。

胡江陵、王林：《人口老龄化背景下城市退休人员再就业问题》，《人民论坛》2006 年第 6 期。

黄莎、陈田甜：《延迟退休制度的散射效应与路径选择》，《河南社会科学》2018 年第 4 期。

黄文艺：《作为一种法律干预模式的家长主义》，《法学研究》2010 年第 5 期。

黄修明：《中国古代孝道政治化述论》，《西华师范大学学报》（哲学社会科学版）2005 年第 5 期。

姜兆萍、周宗奎：《老年歧视的特点、机制与干预》，《心理科学进展》2012 年第 10 期。

蒋承、顾大男、柳玉芝、曾毅：《中国老年人照料成本研究——多状态生命表方面》，《人口研究》2009 年第 3 期。

康琳、刘晓红：《老年患者的五项明智选择》，《中华老年医学杂志》2013 年第 10 期。

康娜：《我国老年人监护制度探究》，《法商研究》2006 年第 4 期。

《科技智囊》专题研究小组：《积极老龄化：从战略到行动》，《科技智囊》2011 年第 10 期。

孔娜：《老年社会工作的伦理困境及应对原则》，《伦理学研究》2015 年第 2 期。

雷海潮、胡善联、李刚：《CT 检查中的过度使用研究》，《中国卫生经济》2002 年第 10 期。

李昌明、王彬彬：《中国城乡二元经济结构转换研究》，《经济学动态》2010 年第 10 期。

李超：《完善法律政策体系 保障老年人合法权益》，《中国社会工作》2013 年第 23 期。

李成福:《中国老年人医疗费用水平和负担研究》,《人口与计划生育》2017 年第 5 期。

李德新:《论中国政府社会治理职能的理性归位》,《社科纵横》2014 年第 12 期。

李恩昌、张登科:《政治的医学功能》,《医学与社会》2004 年第 5 期。

李恩昌:《健康道德责任论》,《中国医学伦理学》2008 年第 3 期。

李钢:《论社会转型的本质与意义》,《求实》2001 年第 1 期。

李俭峰、冯豫红:《略论政府在公民医疗卫生保障中的责任》,《江西社会科学》2006 年第 11 期。

李建新:《老年人口生活质量与社会支持的关系研究》,《人口研究》2007 年第 3 期。

李桑、李强翔:《老年糖尿病健康教育的临床伦理学思考》,《现代生物医学进展》2010 年第 5 期。

李欣:《辩证的私法自治——老年人监护制度的理论基石与路径选择》,《东岳论丛》2013 年第 4 期。

李洋:《从社会排斥到家庭排斥——转型社会的老龄群体分析》,《求索》2007 年第 8 期。

李永萍:《交换型代际关系:理解农村老年人危机的新视角——基于对江汉平原老年人生活状况的考察》,《老龄科学研究》2015 年第 5 期。

厉以宁:《中国经济正在逐步实现双重转型》,《唯实(现代管理)》2014 年第 1 期。

梁鸿:《边缘化:老年人家庭地位日渐式微》,《社会》2000 年第 5 期。

廖新波:《过度医疗的伦理学分析》,《临床误诊误治》2015 年第

1 期。

刘伶俐、文亚名：《医学高新技术临床应用对医患关系的影响》，
《中国医学伦理学》2016 年第 3 期。

刘玮玮、贾洪波：《人口老龄化背景下老年健康支持体系》，《中国
老年学杂志》2012 年第 16 期。

刘玮玮、贾洪波：《我国医疗卫生领域中的老年歧视：孝文化变迁
视角下的解读》，《内蒙古社会科学（汉文版）》2017 年第
3 期。

刘玮玮、贾洪波：《家长主义之于老年患者的道德正当性标准》，
《齐鲁学刊》2018 年第 3 期。

刘西国：《老龄健康的经济学研究现状、问题与对策》，《西北人
口》2016 年第 3 期。

刘喜珍：《论代际公正的基本理念——以老年伦理关怀为视角》，
《湖南社会科学》2010 年第 1 期。

刘晓婷、黄洪：《医疗保障制度改革与老年群体的健康公平——基
于浙江的研究》，《社会学研究》2015 年第 4 期。

刘雪娇、王颢颖、张凤、舒展：《过度医疗的诱因分析及界定方法
研究》，《中国卫生事业管理》2016 年第 3 期。

刘雪娇、张星星、冯秒、孙奕：《医生职业风险认知对防御性医疗
行为的影响》，《中国卫生政策研究》2018 年第 3 期。

陆杰华、阮韵晨、张莉：《健康老龄化的中国方案探讨：内涵、主
要障碍及其方略》，《国家行政学院学报》2017 年第 5 期。

陆涛：《当前中国医患关系紧张的心理成因分析及其应对策略》，
《基础医学与临床》2017 年第 3 期。

路绪锋：《对医学技术的控制何以可能——兼谈应对医学技术主体
化的策略》，《医学与哲学（A）》2014 年第 3 期。

罗勇：《警惕新的诊疗技术带来的过度医疗》，《临床误诊误治》

2015 年第 1 期。

马亚娜、刘艳:《降低健康的不平等性》,《国外医学·社会医学分册》2002 年第 4 期。

马妍、樊宏、吉华萍、陆慧、尤华:《后医改时代我国过度医疗行为的多维度审视》,《卫生软科学》2014 年第 3 期。

茅范贞、陈俊泽、苏彩秀等:《老年健康功能多维评定量表的研制》,《中国卫生统计》2015 年第 3 期。

倪荣、刘新功、朱晨曦:《城市社区长期照料失能老人健康现状及其对策》,《中国老年学杂志》2012 年第 19 期。

倪跃峰:《中国社会的老年观及其成因》,《老年学杂志》1988 年第 5 期。

宁传林:《全民阅读时代:别让老年人群体边缘化》,《中国报业》2017 年第 24 期。

庞宝华:《陕北地区老年人的社会支持状况及其影响因素》,《中国老年学杂志》2015 年第 5 期。

彭瑞骢、常青、阮芳赋:《从生物医学模式到生物心理社会医学模式》,《自然辩证法通讯》1982 年第 2 期。

齐玉琴:《老年人过度用药危害及合理用药措施》,《国外医学·老年医学分册》1997 年第 5 期。

钱鑫、姜向群:《中国城市老年人就业意愿影响因素分析》,《人口学刊》2006 年第 5 期。

邱世昌、杨放:《试论公平与健康道德》,《山东医科大学学报》(社会科学版)1991 年第 1 期。

任毅、易淼:《贫富差距的学理演进与引申》,《改革》2011 年第 2 期。

荣健、戈艳红、孟娜娜、谢婷婷、丁宏:《2010～2019 年中国老年人抑郁症患病率的 Meta 分析》,《中国循证医学杂志》2020 年第 1 期。

荣梅：《健康教育对社区老年人安全服药的影响》，《护理管理杂志》2005 年第 11 期。

山娜、姜向群：《精准扶贫背景下我国贫困老年人的经济状况研究》，《现代管理科学》2018 年第 8 期。

尚全良、周启昌、肖恩华：《影响医学检查中的过度医疗》，《医学与社会》2006 年第 12 期。

石大璞、李恩昌、王宗浩：《简论社会经济发展中的健康道德和健康责任》，《中国医学伦理学》1990 年第 3 期。

苏群、彭斌霞、陈杰：《我国失能老人长期照料现状及影响因素——基于城乡差异的视角》，《人口与经济》2015 年第 4 期。

粟艳、杨喜忠：《不合理用药对老年患者康复的影响及预防措施》，《第四军医大学学报》2001 年第 10 期。

孙福川：《论健康伦理学及其基本理论架构——"九大理论"视野中的健康伦理》，《医学与哲学》2005 年第 10 期。

孙鹃娟：《中国老年人的居住方式现状与变动特点——基于"六普"与"五普"数据的分析》，《人口研究》2013 年第 6 期。

孙笑侠、郭春镇：《法律父爱主义在中国的适用》，《中国社会科学》2006 年第 1 期。

唐尚锋、黄锐、付航、方海清、王曼丽、季露、冯沾春：《新医改下我国公共卫生财政投入问题研究》，《中国卫生经济》2014 年第 9 期。

唐咏：《高龄失能老人主要照顾者心理健康与长期照护体系的建立》，《学术论坛》2012 年第 9 期。

田广兰：《公正与关怀——民生制度与实践的伦理原则》，《道德与文明》2011 年第 3 期。

万芊：《城市低龄老年人再就业促进研究》，《社会科学研究》2013

年第 6 期。

万秀芹：《社区护理与老年人合理用药》，《齐鲁护理杂志》2002 年
　　第 10 期。

汪凯、李秉瑜：《农村老年人健康相关生命质量的效度评价》，《中
　　国卫生统计》1998 年第 5 期。

王超群：《老龄化是卫生费用增长的决定性因素吗?》，《人口与经
　　济》2014 年第 3 期。

王德国：《过度医疗的原因探析》，《中国农村卫生事业管理》2016
　　年第 1 期。

王东营、高万祥：《建立以健康道德为核心的健康伦理学刍议》，
　　《中国医学伦理学》1990 年第 4 期。

王海明：《公正论》，《中国人民大学学报》1999 年第 5 期。

王建民：《提倡孝道能弥补社会养老的缺口吗》，《中国社会导刊》
　　2007 年第 4 期。

王俊、陈莹、王晓敏：《老龄健康的跨学科研究：从自然科学到社
　　会科学》，《中国卫生政策研究》2012 年第 12 期。

王俊、龚强、王威：《“老龄健康”的经济学研究》，《经济研究》
　　2012 年第 1 期。

王秋惠：《拿什么来满足老年人精神文化需求》，《人民论坛》2017
　　年第 9 期。

王婷：《社会性别视角的嵌入：促进性别平等的完善进路》，《湖北
　　大学学报》2016 年第 1 期。

王晓燕、杜金香：《北京老年知识分子卫生保健问题的伦理分析》，
　　《中国医学伦理学》2002 年第 3 期。

王忠明：《“过度检查”应予有效遏制》，《中国医药科学》2011 年
　　第 2 期。

卫兴华：《着力加快经济增长方式的转变》，《人民论坛》2006 年第

6 期。

魏蒙、王红漫：《中国老年人失能轨迹的性别、城乡及队列差异》，《人口与发展》2017 年第 5 期。

魏英敏：《伦理学基本问题之我见》，《伦理学与精神文明》1984 年第 4 期。

魏莹、楚存坤、赵昕：《医院过度放射性检查调查与分析》，《医学理论与实践》2017 年第 16 期。

吴帆：《认知、态度和社会环境：老年歧视的多维解构》，《人口研究》2008 年第 4 期。

吴帆：《中国老年歧视的制度性根源与老年人公共政策的重构》，《社会》2011 年第 5 期。

吴帆：《代际冲突与融合：老年歧视群体差异性分析与政策思考》，《广东社会科学》2013 年第 5 期。

吴鲁平：《中日青年社会意识比较研究》，《中国青年研究》2001 年第 3 期。

伍小兰、沈励：《老年健康学研究探析》，《老龄科学研究》2014 年第 6 期。

向玉乔：《论分配正义》，《湖南师范大学社会科学学报》2013 年第 3 期。

肖健：《医疗家长主义合理性辨析——从广州华侨医院产妇拒剖案切入》，《道德与文明》2013 年第 1 期。

肖群忠：《伦理学的对象与性质新探》，《西北师大学报》2001 年第 3 期。

肖巍：《公共健康伦理：概念、使命与目标》，《湘潭大学学报》（哲学社会科学版）2006 年第 3 期。

肖巍：《公共健康伦理：一个有待开拓的研究领域》，《河北学刊》2010 年第 1 期。

徐玠、权衡：《中国转型经济及其政治经济学意义——中国转型的
　　经验与理论分析》，《学术月刊》2003 年第 3 期。

徐隽：《新的老年人权益保障法 7 月 1 日起施行》，《实践（党的教
　　育版）》2013 年第 8 期。

徐珍：《社会平等：内部构成、复杂性及其实现方式》，《齐鲁学
　　刊》2019 年第 2 期。

阎志强：《广东退休老人社会适应研究》，《南方人口》2006 年第
　　4 期。

杨琛、王秀华、谷灿、刘莉：《老年人健康综合评估量表研究现状
　　及进展》，《中国全科医学》2016 年第 9 期。

杨立新：《我国老年监护制度的立法突破及相关问题》，《法学研
　　究》2013 年第 2 期。

杨立雄：《中国老年贫困人口规模研究》，《人口学刊》2011 年第
　　4 期。

杨雅彬：《中国家族制度的演变》，《社会科学战线》1993 年第
　　4 期。

姚远：《对中国家庭养老弱化的文化诠释》，《人口研究》1998 年第
　　5 期。

姚远：《老年人社会价值与中国传统社会关系的文化思考》，《人口
　　研究》1999 年第 5 期。

易小明：《论差异性正义与同一性正义》，《哲学研究》2006 年第
　　8 期。

易小明、曹晓鲜：《正义的效率之维及其限度》，《哲学研究》2011
　　年第 12 期。

易勇、风少杭：《老年歧视与老年社会工作》，《中国老年学杂志》
　　2005 年第 4 期。

于沧海：《试论道德的两种价值取向：公正与关怀》，《学术交流》

2015 年第 5 期。

于景琮、李瑞英：《健康伦理与道德特点》，《中国公共卫生管理杂志》1991 年第 S1 期。

余玉花：《老年伦理问题初探》，《上海师范大学学报》（哲学社会科学版）2006 年第 3 期。

余志强：《"过度医疗"该如何治疗》，《上海人大月刊》2012 年第 4 期。

原爱中、陈玉梅、吕春燕等：《格尔木地区老年人健康状况调查报告》，《高原医学杂志》2000 年第 1 期。

袁北星：《家族制度观念对当代社会的影响》，《人民论坛旬刊》2013 年第 10 期。

曾日红：《反思医患关系治理中的法律父权主义——从知情同意权切入》，《浙江社会科学》2012 年第 9 期。

曾毅：《老龄健康影响因素的跨学科研究国际动态》，《科学通报》2011 年第 35 期。

曾益新：《怎样遏制过度医疗？》，《求是》2014 年第 5 期。

翟振武、李龙：《老年标准和定义的再探讨》，《人口研究》2014 年第 6 期。

詹思延、李立明、李芫：《北京地区 754 名老年人二周用药调查》，《药物流行病杂志》1997 年第 1 期。

张多来、蒋福明、蒋娜：《老年护理伦理学研究论纲》，《南华大学学报》（社会科学版）2008 年第 6 期。

张广辉、王昌平：《关于情绪情感的几个问题》，《心理学探析》1983 年第 4 期。

张军果、秦松寿：《我国二元经济结构的固化与转化》，《中央财经大学学报》2005 年第 4 期。

张玲、徐勇、聂洪伟：《2000～2010 年中国老年人抑郁患病率的

meta 分析》，《中国老年学杂志》2011 年第 17 期。

张文娟、魏蒙：《中国老年人的失能水平和时间估计——基于合并数据的分析》，《人口研究》2015 年第 5 期。

张兴国、陈丹：《健康观念转变及其当代意义》，《辽宁大学学报（哲学社会科学版）》2016 年第 1 期。

赵强社：《农村养老：困境分析、模式选择与策略构想》，《中国公共政策评论》2016 年第 2 期。

郑晓瑛：《中国老年人口评价指标研究》，《北京大学学报》（哲学社会科学版）2000 年第 4 期。

中华医学会老年医学分会、中华老年医学杂志编辑部：《中国健康老年人标准（2013）》，《中华老年医学杂志》2013 年第 8 期。

周立群、周晓波：《中国生育率下降的制度经济学分析——来自养老社会化的解释》，《西南民族大学学报》2016 年第 11 期。

周云云、郭桂芳：《社区老年人用药管理的调查分析》，《护士进修杂志》2002 年第 7 期。

"珠海市人口老龄化现况调查及对策研究"课题组、"中国老龄人口健康问题与对策研究"课题组：《中国南北方老年人健康状况调查与分析——以广东省珠海市和吉林省长春、四平两市为例》，《人口学刊》2016 年第 1 期。

朱慧劼、风笑天：《"健康中国"背景下的健康不平等》，《学习与实践》2018 年第 4 期。

朱静辉：《当代中国家庭代际伦理危机与价值重建》，《中州学刊》2013 年第 12 期。

朱伟：《医疗家长主义在何种程度上得到辩护》，《伦理学研究》2018 年第 2 期。

朱晓、范文婷：《中国老年人收入贫困状况及其影响因素研究——基于 2014 年中国老年社会追踪调查》，《北京社会科学》2017

年第 1 期。

朱学新：《转型与发展：中国经济面临的双重任务》，《学术评论》1996 年第 12 期。

朱尧耿：《老年发展的伦理考量》，《伦理学研究》2009 年第 1 期。

朱志明：《关于老年人生存质量评价方法的几个问题》，《医学与社会》1998 年第 2 期。

祝彬：《知情同意权视角下的预先医疗指示制度》，《中国卫生视野管理》2012 年第 12 期。

庄亚儿、姜玉、王志理、李成福、齐嘉楠、王晖、刘鸿雁、李伯华、覃民：《当前我国城乡居民的生育意愿——基于 2013 年全国生育意愿调查》，《人口研究》2014 年第 3 期。


中译著作

［美］E. 博登海默：《法理学：法律哲学与法律方法》，邓正来译，中国政法大学出版社 2017 年版。

［美］汤姆·L. 彼彻姆：《哲学的伦理学》，雷克勤等译，中国社会科学出版社 1990 年版。

［美］费正清、赖肖尔：《中国：传统与变革》，陈仲丹、潘兴明、庞朝阳译，江苏人民出版社 1995 年版。

［美］弗兰克纳：《伦理学》，关键译，生活·读书·新知三联书店 1987 年版。

［美］约瑟夫·弗莱彻：《境遇伦理学》，程立显译，中国社会科学出版社 1989 年版。

［英］詹姆斯·格里芬：《论人权》，徐向东、刘明译，译林出版社 2015 年版。

［日］加藤弘之：《中国经济的双重转型及其到达点》，《经济学动态》2003 年第 8 期。

［德］康德：《实践理性批判》，邓晓芒译，人民出版社 2003 年版。

［德］康德：《康德三大批判合集》（上），邓晓芒译，人民出版社 2009 年版。

［美］约翰·罗尔斯：《正义论》，何怀宏等译，中国社会科学出版社 1988 年版。

［美］约翰·罗尔斯：《正义论》，何怀宏、何包钢、廖申白译，中国社会科学出版社 1998 年版。

［英］罗素：《伦理学和政治学中的人类社会》，肖巍译，中国社会科学出版社 1992 年版。

［美］阿拉斯戴尔·麦金太尔：《谁之正义？何种合理性？》，万俊人、吴海针、王今一译，当代中国出版社 1996 年版。

［英］约翰·穆勒：《功用主义》，唐钺译，商务印书馆 1957 年版。

［德］施太格缪勒：《当代哲学主流》，王炳文等译，商务印书馆 1989 年版。

［德］石里克：《伦理学问题》，张国珍、赵又春译，商务印书馆 1997 年版。

［荷］斯宾诺莎：《伦理学》，贺麟译，商务印书馆 1962 年版。

［美］乔治·萨顿：《科学史和新人文主义》，陈恒六、刘兵等译，华夏出版社 1989 年版。

［英］亚当·斯密：《道德情操论》，余涌译，中国社会科学出版社 2003 年版。

［美］S. E. Taylor, L. A. Peplau and D. O. Sears：《社会心理学》（第十版），谢晓非、谢冬梅、张怡玲、郭铁元等译，北京大学出版社 2004 年版。

［美］弗兰克·梯利：《伦理学概论》，何怀宏译，中国人民大学出版社 1987 年版。

［古希腊］亚里士多德：《亚里士多德全集》第八卷，苗力田等译，

中国人民大学出版社 1992 年版。

［古希腊］亚里士多德：《尼各马科伦理学》，苗力田译，中国社会
科学出版社 1999 年版。

## 二 外文文献

外文著作

Tom L. Beauchamp and James F. Childress, *Principles of Biomedical Ethics* (Fourth Edition), New York: Oxford University Press, 1994.

Tom L. Beauchamp and LeRoy Walters, *Contemporary Issues in Bioethics* (5th ed.), Belmont, Calif.: Wadsworth Publishing Company, 1999.

Daniel Callahan, *Setting Limits: Medical Goals in an Aging Society*, New York: Simon & Schuster, 1987.

C. Chiao ed., *Proceedings of the Conference on Modernization and Chinese Culture*, Hong Kong: Faculty of Social Sciences and Institute of Social Studies, The Chinese University of Hong Kong, 1985.

Larry R. Churchill, *Rationing Health Care in America*, Notre Dame: University of Notre Dame Press, 1987.

Norman Daniels, *Just Health Care*, New York: Cambridge University Press, 1985.

Feinberg and Joel, *Social Philosophy*, Englewood Cliffs, N. J.: Prentice-Hall, 1973.

Joel Feinberg, *The Moral Limits of the Criminal Law*, *vol. III: Harm to Self*, New York: Oxford University Press, 1989.

C. Fry et al. eds., *Aging in Culture and Society: Comparative Viewpoints and Strategies*, New York: Bergin Publishers, 1980.

I. C. Henry and Glen Pashley, *Health Ethics*, Lancaster: Quay Publishing, 1990.

Katz and Jay, *The Silent World of Doctor and Patient*, New York: Free Press; London: Collier Macmilla, 1984.

J. Kosberg ed. , *International Handbook on Services for the Elderly*, Westport, CT: Greenwood Press, 1994.

G. Maddox ed. , *The Encyclopedia of Aging*, New York: Springer, 2001.

Erdman B. Palmore, Laurence Branch and Diana Harris, eds. , *Encyclopedia of Ageism*, New York: The Haworth Pastoral Press and The Haworth Reference Press, 2005.

D. Phillips ed. , *Aging in East and South-East Asia*, London: Edward Arnold, 1992.

Reiman and Jeffrey H. , *Justice and Modern Moral Philosophy*, New Haven: Yale University Press, 1990.

Joan C. Tronto, *Moral Boundaries*, London: Routlege, Chapman and Hall, Inc. , 1993.

Mark R. Wicclair, *Ethics and the Elderly*, New York: Oxford University Press, 1993.


外文期刊

Benet, S. , Pitts, R. E. and Latour, M. , "The Appropriateness of Fear Appeal Use for Health Care Marketing to the Elderly: Is it OK to Scare Granny", *Journal of Business Ethics*, Vol. 12, No. 1, January 1993.

Boisaubin, E. V. , Chu, A. and Catalano, J. M. , "Perceptions of Long-term Care, Autonomy, and Dignity, by Residents, Family and Care-givers: the Houston Experience", *The Journal of Medi-*

*cine and Philosophy*, Vol. 32, No. 5, September 2007.

Bruce, J. P. , Roberts, H. , Bowker, L. and Cooney, V. , "Resuscitating the Elderly: What do the Patients Want?" *Journal of Medical Ethics*, Vol. 22, No. 3, June 1996.

Butler, R. N. , "Ageism: another Form of Bigotry", *Gerontologist*, Vol. 9, No. 4, Winter 1969.

Butler, R. N. , "Ageism: A Foreword", *Journal of Social Issues*, Vol. 36, No. 2, 1980.

Cassell, E. J. , "Disease as an 'it': Concepts of Disease Revealed by Patients' Presentation of Symptoms", *Social Science and Medicine*, Vol. 10, No. 3, March-April 1976.

Bousfield Catherine and Hutchison Paul, "Contact, Anxiety, and Young People's Attitudes and Behavioral Intentions Towards the Elderly", *Educational Gerontology*, Vol. 36, No. 6, 2010.

Zheng Chen, Jia Yu, Yuetao Song and Dehua Chui, "Aging Beijing: Challenges and Strategies of Health Care for the Elderly", *Aging Research Reviews*, No. 9 (supp-S), July 2010.

Chau-kiu Cheung and Alex Yui-huem Kwan, "The Erosion of Filial Piety by Modernization in Chinese Cities", *Ageing and Society*, Vol. 29, No. 2, January 2009.

Rita Jing-Ann Chou, "Filial Piety by Contract? The Emergence, Implementation, and Implication of the 'Family Support Agreement' in China", *The Gerontologist*, Vol. 51, No. 1, February 2011.

Coe, N. B. and Van Houtven, C. H. , "Caring for Mom and Neglecting Yourself? The Health Effects of Caring for an Elderly Parent", *Health Economics*, Vol. 18, No. 9, May 2009.

Coudin, Geneviève and T. Alexopoulos, " 'Help me! I'm old! ' How

Negative Aging Stereotypes Create Dependency among Older Adults", *Aging & Mental Health*, Vol. 14, No. 5, July 2010.

De Leo, D., Diekstra, René F. W., Lonnqvist, J. et al., "LEIPAD, an Internationally Applicable Instrument to Assess Quality of Life in the Elderly", *Behavioral Medicine*, Vol. 24, No. 1, January 1998.

Dennis, M., Rourke, S. O., Lewis, S., Sharpe, M. and Warlow, C. A., "Quantitative Study of the Emotional Outcome of People Caring for Stroke Survivors", *Stroke*, Vol. 29, No. 9, September 1998.

Dilworth‑Anderson, P., Williams, I. C. and Gibson, B. E., "Issues of Race, Ethnicity, and Culture in Caregiving Research a 20‑Year Review (1980‑2000)", *Gerontologist*, Vol. 42, No. 2, April 2002.

Peng Du, "International Solidarity and Old-age Support for the Social Inclusion of Elders in Mainland China: The Changing Roles of Family and Government", *Ageing and Society*, Vol. 33, No. 1, January 2013.

Elstad, J. I. and Krokstad, S., "Social Causation, Health Selective Mobility, and the Reproduction of Socio-economic Health Inequalities over Time: Panel Study of Adult Men", *Social Science & Medicine*, Vol. 57, No. 8, October 2003.

Gilbert, C. N. and Ricketts, K. G., "Children's Attitudes toward Older Adults and Aging: A Synthesis of Research", *Educational Gerontology*, Vol. 34, No. 7, June 2008.

Glenn and Evelyn Nakano, "From Servitude to Service Work: Historical Continuities in the Racial Division of Paid Reproductive Labor", *Signs: Journal of Women in Culture and Society*, Vol. 18, No. 1, 1992.

Thomas Halper, "The Double-Edged Sword: Paternalism as a Policy in the Problems of Aging", *Milbank Memorial Fund Quarterly, Health and Society*, Vol. 58, No. 3, July 1980.

Haywood, K. L., Garratt, A. M. and Fitzpatrick, R., "Older People Specific Health Status and Quality of Life: a Structured Review of Self-Assessed Instruments", *Journal of Evaluation in Clinic Practice*, Vol. 11, No. 4, August 2005.

Henkel, L. A., "Increasing Student Involvement in Cognitive Aging Research", *Educational Gerontology*, Vol. 32, No. 7, August 2006.

Iversen, T. N., Larsen, L. and Solem, P. E., "A Conceptual Analysis of Ageism", *Nordic Psychology*, Vol. 61, No. 3, November 2009.

Jecker, N. S., "Taking Care of One's Own: Justice and Family Caregiving", *Theoretical Medicine and Bioethics*, Vol. 23, No. 2, March 2002.

Jia, A., "New Experiments with Elderly Care in Rural China", *Journal of Cross-Cultural Gerontology*, Vol. 3, No. 2, June 1988.

Kite, M. E., Stockdale, G. D., Whitley, R. E. and Johnson, B. T., "Attitudes toward Younger and Older Adults: An Updated Meta-analytic Review", *Journal of Social Issues*, Vol. 61, No. 2, 2005.

Laidlaw, K., Wang, D. H., Coelho, C. and Power, M., "Attitudes to Ageing and Expectations for Filial Piety across Chinese and British Cultures: A Pilot Exploratory Evaluation", *Aging & Mental Health*, Vol. 14, No. 3, April 2010.

Lawton, M. P., Moss, M., Fulcomer, M. et al., "A Research and Service Oriented Multilevel Assessment Instrument", *Journal of Gerontology*, Vol. 37, No. 1, January 1982.

Leung, J., "Family Support for the Elderly in China: Issues and Challenges", *Journal of Aging & Social Policy*, Vol. 9, No. 3, October 1997.

Levy, B., O. Ashman and I. Dror, "To be or not to be: The Effects of Aging Stereotypes on the Will to Live", *OMEGA-Journal of Death and Dying*, Vol. 40, No. 3, May 2000.

Baozhen Luo, Kui Zhou, Eun Jung Jin, Alisha Newman, and Jiayin Liang, "Ageism among College Students: A Comparative Study between U. S. and China", *Journal of Cross-Cultural Gerontology*, Vol. 28, No. 1, 2013.

Michaud, Pierre Carl and Van Soest, Arthur, "Health and Wealth of Elderly Couples: Causality Tests Using Dynamic Panel Data Models", *Journal of Health Economics*, Vol. 27, No. 5, April 2008.

Mui and A. C., "Caring for Frail Elderly Parents: A Comparison of Adult Sons and Daughters", *Gerontologist*, Vol. 35, No. 1, February 1995.

Erdman B. Palmore, "Attitudes toward Aging as Shown by Humor: A Review", *The Gerontologist*, Vol. 11, No. 3, February 1971.

Perdue, C. W. and Gurtman, M. B., "Evidence for the Automaticity of Ageism", *Journal of Experimental Social Psychology*, Vol. 26, No. 3, March 1990.

Popham, L. E., Kennison, S. M. and Bradley, K. I., "Ageism, Sensation-Seeking, and Risk-Taking Behavior in Young Adults", *Current Psychology*, Vol. 30, No. 2, May 2011.

Reuveni, I., Pelov, I., Reuveni, H., Bonne, O. and Canetti, L., "Cross-sectional Survey on Defensive Practices and Defensive Behaviours among Israeli Psychiatrists", *BMJ Open*, Vol. 7, No. 3, March 2017.

Rupp, D. E. , Vodanovich, S. J. and Credé, Marcus, "The Multidimensional Nature of Ageism: Construct Validity and Group Differences", *The Journal of Social Psychology*, Vol. 145, No. 3, 2005.

Lisa K. Schwartz and Joseph P. Simmons, "Contact Quality and Attitudes toward the Elderly", *Educational Gerontology*, Vol. 27, No. 2, 2001.

Scoccia, D. , "In Defense of Hard Paternalism", *Law & Philosophy*, Vol. 27, No. 4, 2008.

Scott, Stacey B. , B. R. Jackson and C. S. Bergeman, "What Contributes to Perceived Stress in Later Life? A Recursive Partitioning Approach", *Psychology and Aging*, Vol. 26, No. 4, December 2011.

Seedhouse, D. and Gallagher, A. , "Undignifying Institutions", *Journal of Medical Ethics*, Vol. 28, No. 6, December 2002.

Stevenson and Phelps J. , "Family Stress Related to Home Care of Alzheimer's Disease Patients and Implications for Support", *The Journal of Neuroence Nursing*, Vol. 22, No. 3, June 1990.

K. T. Sung and R. Dunkle, "Roots of Elder Respect: Ideals and Practices in East Asia", *Journal of Aging, Humanities, and Arts*, Vol. 3, No. 1, March 2009.

Van Hook, M. P. , Berkman, B. and Dunkle, R. , "Assessment Tools for General Health Care Settings: PRIME-MD, OARS, and SF – 36. Primary Care Evaluation of Mental Health Disorders. Older Americans Resources and Services Questionnaire; Short Form – 36", *Health & Social Work*, Vol. 21, No. 3, August 1996.

Weiss-Gal and Idit, "Interest in Working with the Elderly: A Cross-national Study of Graduating Social Work Students", *Journal of Social Work Education*, Vol. 41, No. 3, 2005.

Gary B. Weiss, "Paternalism Modernized", *Journal of Medical Ethics*,

Vol. 11, No. 4, December 1985.

Whitehead and Margaret, "The Concepts and Principles of Equity and Health", *International Journal of Health Services*, Vol. 22, No. 3, 1991.

Zhai, Xiaomei and Qiu, Renzong, "Perceptions of Long-term Care, Autonomy, and Dignity, by Residents, Family and Caregivers: the Beijing Experience", *The Journal of Medicine and Philosophy*, Vol. 32, No. 5, September 2007.

## 三 网络文献

《2016 年社会服务发展统计公报》，http：//www. mca. gov. cn/article/sj/tjgb/201708/20170800005382. shtml。

《2017 年世界人均 GDP 排名（世界银行版本），看看咱中国排第几?》，https：//www. sohu. com/a/242603281_712250。

《如何解决智能时代的老人困境》，http：//www. rmsznet. com/video/d198749. html，2020 年 7 月 2 日。

《三部门发布第四次中国城乡老年人生活状况抽样调查成果》，http：//www. mca. gov. cn/article/zwgk/mzyw/201610/20161000001974. shtml。

《医疗自主性，老人怎么看：协和老年一项社区调查研究》，https：//www. sohu. com/a/57613768_264916。

《中国统计年鉴2019》，http：//www. stats. gov. cn/tjsj/ndsj/2019/indexch. htm。

Wikipedia（The Free Encyclopedia），https：//en. wikipedia. org/wiki/Advance_healthcare_directive。

国家统计局：《中华人民共和国 2019 年国民经济和社会发展统计公报》，http：//www. stats. gov. cn/tjsj/zxfb/202002/t20200228 _

1728913. html。

侯赛：《老年人过度服药现象普遍重复用药 病上加病》，http：//
hnrb. hinews. cn/html/2017 –01/05/content_20_1. htm。

刘飐、聂娴：《给过度检查"把把脉"》，http：//newpaper. da-
he. cn/hnrb/html/2012 –04/20/content_697735. htm？div = –1。

孙文文：《北大国发院养老研究报告：三成老人有抑郁症状》，ht-
tp：//econ. cssn. cn/dybg/gqdy_sh/201610/t20161021_3244380.
shtml。

唐珍：《中国人看病的钱80% 花在临死前一个月治疗上》，http：//
health. sohu. com/20091229/n269287930. shtml。

万思琦：《澳研究：许多老人临终前曾被过度治疗》，http：//
w. huanqiu. com/r/MV8wXzkwOTYxNDZfMTM0XzE0NjcxMjM3MDY
= ？ s = uc_zaozhidao。

张芳：《国内外专家点评：十大过度医疗行为》，http：//health.
people. com. cn/n1/2015/1215/c21471 –27930295. html。

# 后　记

　　这部著作是我获批的天津市第六批宣传文化"五个一批"人才项目的最终成果。其实在申报天津市"五个一批"人才项目之前，我已经开启了老年健康伦理研究，并发表了数篇相关学术论文。在天津市第六批宣传文化"五个一批"人才项目资助之下，我能够潜心对当代我国老年健康伦理问题予以深入系统的研究，使得研究成果最终以学术专著的形式问世。在本著作付梓之际，我最深的两点感触就是欣慰和感激。

　　我的这份欣慰不仅是因为数年悉心研究的学术结晶终于面世，更多的是因为经过这次研究之后我对我的研究对象有了全新的认识，从事老年健康伦理研究不仅改变了我对老年这一人生阶段以及老年人这一群体的看法，而且改变了我对我国老年人健康现状及其影响因素的认知。虽然这是两个不同方面的改变，但其结果却是一致的，这两者都让我深感欣慰。就前者而言，如果说在从未涉足老年健康伦理研究领域的时候，我对老年时期以及老年人有着"人谁不顾老，老去有谁怜"的同情感甚至是畏惧感；那么在深入研究当代我国老年健康伦理问题之后，我对老年时期以及老年人有了"莫道桑榆晚，为霞尚满天"的欣慰感。这是因为各种数据资料表明，当今时代我国老年人在社会各个领域中表现活跃，很多老年人积极进取老有所为，为我国社会发展作出了贡献。就后者而言，在没有开启研究老年健康伦理研究的时候，受世俗偏见的影响，我在一定程度上也将老年人视为脆弱孤独的代名词。然而，在掌握各种相关数据资料基础之上着手开展研究之后，我惊喜地发现，虽然当代我国老年人在健康领域中面临一些问题，但是随着近年来我国社会经济的稳定发展以及党中央和政府的大力支持，尤其是在我国提出和实施健康中国战略之后，我国养老事业在新时代有了很大的发展，老年人群体的健康状况得到很大的改善，社会各界越来越关注老年人，老年人群体并不是被人们遗忘的群体，他们也不像我们想象得那么脆弱，这一点让人深感欣慰。从事老年健康伦理研究使得我对于我国老年健康事业的发展充满信心。

欣慰之余，我还充满感激。这部著作的出版得到了天津市"五个一批"人才项目的资助，在此对天津市委宣传部及天津市社科联各位专家致以深深的谢意。不仅如此，这部著作的写作还得到了领导同事、师长和家人们的帮助支持。在启动这本著作的写作之时，我时任天津医科大学医学人文学院的教授，写作中有幸作为 Visiting Professor 公派至澳大利亚查尔斯特大学应用哲学与公共道德研究中心（Centre for Applied Philosophy and Public Ethics of Charles Sturt University）访学 1 年，等到这部著作的写作接近尾声时我又调任至华北电力大学马克思主义学院工作。这其中的变迁让我收获了更多的支持和帮助。

衷心感谢天津医科大学医学人文学院的领导和同事。我在天津医科大学医学人文学院任教 12 年，主要从事医学伦理教学与研究工作，我所从事的老年健康伦理研究正是医学伦理研究领域中的重要议题之一。这几年来我能够取得系列老年健康伦理研究成果从而实现学术上的进步，离不开学院领导及同事对我的关心和支持，天津医科大学医学人文学院为我从事医学伦理研究提供了良好的学术平台。虽然我已经调离天津医科大学有一段时间了，但是每每念及这所学校的时候还是感觉如此熟悉和亲切，仿佛从未远离。

衷心感谢澳大利亚查尔斯特大学应用哲学与公共道德研究中心的 Suzanne Uniacke 教授、John Kleinig 教授、Tom Campbell 教授以及科研助理 Mary Jean Walker。当初我刚到澳洲访学之时人生地不熟，他们热情地为我提供帮助。后来得知我在写作一部老年健康伦理方面的著作，他们不但热心地为我的写作提供了国外相关研究资料，而且还为我的写作提供了很好的建议。尤其值得一提的是，虽然这三位教授都已过花甲之年，但是他们却都保持着一点都不逊于年轻人的工作热情和生活激情，在笔耕不辍的同时不忘周游世界用心感受生活的美好。在他们身上我丝毫感受不到老年人的暮气沉沉，而是经历过岁月洗礼之后散发出来的智慧光芒及其对生活更深沉的热爱。这三位学术前辈可谓"最美不过夕阳红"的生动诠释，他们刷新了我对老年人的认知。

衷心感谢华北电力大学马克思主义学院的领导和同事。能够加盟到这个温暖的大家庭是我的幸运，在这里我不仅感受到了华北电力大学的"团结、勤奋、求实、创新"的校园文化氛围，更感受到了华北电力大学马克思主义学院领导和同事的热情。学院领导非常支持我的科研工作，尽可能为我创造更好的科研条件，正是因为他们对我工作上的支持，我才能够安心地完成这部著作的收尾工作。在此致以深深的谢意！

衷心感谢我的博士生导师葛晨虹教授和硕士生导师吕耀怀教授。虽然我已经毕业多年，但是这两位恩师始终心系我的学术研究，关心我的学术成长。每当我在写作中遇到困境之时，两位恩师都会给予我指点和帮助，尤其是葛老师每次看到关于我国养老事业发展的资讯或老年人就医问题的文章都不忘转发给我，在研究上给予我启示。只是让人痛心的是，还没等到这部著作问世，恩师葛晨虹教授却因病不幸离世。希望葛老师的在天之灵能够感受到我对她的思念和感激！

衷心感谢我的家人一直以来对我的爱，他们对我的付出和支持使得我能够心无旁骛地从事自己喜爱的研究。

衷心感谢中国社会科学出版社朱华彬老师，他为本书的出版付出了大量辛勤的劳动。

我的著作付梓之际正逢世界各国人民与新冠病毒做斗争之际。2020 年新型冠状肺炎疫情在世界各国的爆发，进一步引发了人们对于老年人健康的关注，因为老年人作为弱势群体更易感染新冠病毒。有的国家在医疗资源紧张的情况之下对老年新冠病毒患者采取漠视甚至放弃治疗的态度，如何更好地保障老年人健康权再次成为社会公众讨论的热点议题。这一切同时也力证了老年健康伦理研究的必要性和重要性。可以说，当前无论是国外学术界还是国内学术界，老年健康伦理都是一个有待全面开拓的研究领域。作为国内学术界较早涉足这一领域的伦理学理论工作者，我深知我所做的研究只是开启冰山一角，其中还有很多理论问题有待进一步研究和探讨，希望这部著作能够抛砖引玉。总之，由于学力不逮，我所做的研究亦难免挂一漏万，敬请学术界各位前辈和同仁不吝赐教。

刘玮玮

2020 年 10 月 18 日于北京